妇儿常见疾病诊疗与护理

王怀兰　等　主编

汕頭大學出版社

图书在版编目（CIP）数据

妇儿常见疾病诊疗与护理 / 王怀兰等主编． -- 汕头：
汕头大学出版社，2022.11
ISBN 978-7-5658-4864-3

Ⅰ．①妇… Ⅱ．①王… Ⅲ．①妇科病－诊疗②妇科病
－护理③小儿疾病－诊疗④小儿疾病－护理 Ⅳ．
①R711②R72③R473

中国版本图书馆CIP数据核字（2022）第213341号

妇儿常见疾病诊疗与护理
FUER CHANGJIAN JIBING ZHENLIAO YU HULI

主　　编：王怀兰　等
责任编辑：陈　莹
责任技编：黄东生
封面设计：刘梦杏
出版发行：汕头大学出版社
　　　　　广东省汕头市大学路243号汕头大学校园内　邮政编码：515063
电　　话：0754-82904613
印　　刷：廊坊市海涛印刷有限公司
开　　本：710mm×1000 mm 1/16
印　　张：6.5
字　　数：110千字
版　　次：2022年11月第1版
印　　次：2023年2月第1次印刷
定　　价：58.00元
ISBN 978-7-5658-4864-3

编委会

前　言

随着社会的进步，关系着人类生殖繁衍的妇女和儿童的健康显得日益重要。女性一生按年龄可划分为不同生理阶段，在这些不同阶段又会出现不同的疾病，并受环境、情绪等多方面因素的影响。儿科疾病种类与成人有很大不同，病情发展过程易反复、波动，且容易发生各种并发症，或几种疾病同时存在，如治疗及时恰当，好转恢复也快。从事妇儿科临床的医学工作者，必须充分掌握妇儿的生理病理特点，做到无病早防、有病早治、准确无误，确保妇女儿童身心的健康发展。为此，我们编撰了《妇儿常见疾病诊疗与护理》一书。

本书论述了妇产科与儿科疾病的基础理论、临床实践，介绍了妇产科与儿科的常见病、多发病的诊断与护理，着重理论联系实际，基础联系临床，内容新颖实用、丰富全面，重点突出，深入浅出，简明扼要，可对临床进修实习医师、研究生，以及临床工作者的临床实践起到指导和借鉴作用。全书内容包括：妇科常见疾病、妇科常见疾病的护理、儿童常见疾病、儿童常见疾病的护理。其内容既有现代妇幼疾病研究的深度和广度，又有实际临床应用的价值。本书旨在实用，其体例新颖、结构严谨、言简意赅，对临床妇幼保健工作者、医学院校师生开展医疗实践和教研工作有一定的指导作用。

由于临床诊疗复杂性的特点，再加上我们的编写经验和水平有限，书中难免存在不足之处，敬请专家和读者批评指正。

目　录

第一章　妇科常见疾病

第一节　闭经

顾名思义，闭经是指不来月经，是妇科临床中的一种常见症状。闭经是症状，而非一种疾病，很多疾病都可能引起闭经。对于患者而言，仅做出闭经的诊断还远远不够，还需要做出引起闭经的病因诊断。妇科临床医生要以闭经症状为核心，结合其他线索，抽丝剥茧，尽量做出病因诊断，并对因对症治疗。这是最考验医生治疗妇科内分泌疾病功力的一个诊疗过程。

一、闭经的定义

闭经可分为生理性闭经和病理性闭经。生理性闭经包括妊娠期、哺乳期、青春期前及绝经后的月经不来潮。病理性闭经分为原发性闭经及继发性闭经。

原发性闭经：指女性年龄超过14岁、无第二性征发育，且从无月经来潮；或年龄超过16岁、第二性征已发育，但仍无月经来潮。初潮年龄在最近的100年里明显提前，原发性闭经定义中的年龄标准在不同年代也是不同的。最合理的原发性闭经定义应该是按照本民族或地区流行病学调查出的现阶段女性初潮年龄的95%可信限计算。原发性闭经常见于与遗传异常有关的性腺发育不全和性发育异常。其诊断要点是对第二性征和解剖异常的体检，对于第二性征异常或高促性腺激素（gonadotropin, Gn）者应做染色体检查。

继发性闭经：指曾有月经来潮，但已持续6个月以上不来月经。以前的继发性闭经定义按照原来月经的状态分为两种：一种是原来月经周期规律者，超过6个月不来月经；另一种是原来月经周期不规律者，超过原来的3个月经周期不来月经。2014年我国《异常子宫出血的诊断与治疗指南》中对继发性闭经的定义不再区分原来的月经情况，标准变得简洁明了——只要原来有过月经，后来持续6个月以上不来月经就称为继发性闭经。继发性闭经首先要排除妊娠的因素。

二、正常月经

了解正常月经的临床特征及月经周期的调节是诊治妇科内分泌疾病的基础，也是区别其与异常子宫出血的关键。妇科医生必须掌握正常月经的生理知识。

正常月经被定义为规律的、周期性的子宫出血，是生殖功能成熟的外在标志之一。月经频率是21～35天，经期是3～7天，月经量是20～60 mL。

以下是关于子宫出血的一些常用概念。

（一）按月经周期的长度区分

第一，月经频发：月经周期<21天。

第二，月经稀发：月经周期>35天。

第三，闭经（指继发性闭经）：原来有过月经者超过6个月无月经来潮。

（二）按月经周期的规律性区分

第一，月经规律：月经周期长度稳定，周期间变化<7天。

第二，月经不规律：月经周期长度有变化，周期长度变化≥7天。

（三）按月经经期的长度区分

第一，经期过短：月经期<3天。

第二，经期过长：月经期>7天。

（四）按月经量区分

第一，月经过多：月经量＞80 mL。

第二，月经过少：月经量＜5 mL。

正常月经的维持依赖于下丘脑-垂体-卵巢轴（hypothalamic-pituitary-ovarian axis，HPO轴）的系统结构和功能的完整。HPO结构和功能正常的情况下，女性体内有序且周期性地分泌雌激素和孕激素，并作用于子宫内膜，子宫内膜周期性地剥脱，从而形成月经。月经是妇科内分泌的最好标志。

正常的月经必须具备以下的必要条件：①畅通的生殖道；②有功能的子宫内膜；③周期变化的雌孕激素序贯作用；④促性腺激素释放激素（gonadotropin-releasing hormone, GnRH）有规律地脉冲分泌。

以上任何一环节受阻都将引起月经异常，甚至闭经。

三、闭经的分类

（一）按世界卫生组织（World Health Organization, WHO）标准分类

Ⅰ型：无内源性雌激素产生，促卵泡激素（follicle-stimulating hormone, FSH）水平正常或低下，催乳素（prolactin, PRL）正常，无下丘脑-垂体器质性病变。该类型单用孕激素后不出现撤退性子宫出血。

Ⅱ型：有内源性雌激素产生，FSH及PRL水平正常。用孕激素后有撤退性子宫出血。

Ⅲ型：FSH升高，提示卵巢功能衰竭。

（二）按生殖轴病变和功能失调的部位分类

从上到下分为下丘脑性闭经、垂体性闭经、卵巢性闭经、子宫性闭经及下生殖道发育异常性闭经。为便于大家理解，我们从下往上进行讲解。

1.下生殖道发育异常性闭经

下生殖道发育异常性闭经属于隐性闭经，指每个月子宫内膜有周期性变化及剥脱形成月经，但因下生殖道发育异常使经血无法流出体外。临床上常见的是处女膜闭锁、阴道闭锁、宫颈管粘连、阴道横膈等情况。该类闭经患者激素水平是正常的，有子宫，多表现为青春期后出现逐渐加剧的周期性下腹痛，常合并盆腔包块。

2.子宫性闭经

子宫性闭经患者的病变位于子宫，可能是没有子宫，也可能是有子宫但子宫内膜没有功能。其下丘脑、垂体、卵巢功能正常，所以体内性激素水平是正常的，但因为子宫本身或子宫内膜出现问题而导致无月经产生，会出现无周期性下腹痛症状。同时，可能有解剖异常情况存在。临床上常见的病因有：先天性无子宫；后天性子宫内膜破坏（如子宫内膜的严重感染或子宫内膜结核）；刮宫后的宫腔粘连（Asherman综合征）；局部放疗或使用某些特殊药物后导致的子宫内膜破坏；等等。

3.卵巢性闭经

卵巢性闭经患者的病变位于卵巢，是卵巢本身功能的衰竭，以雌、孕激素水平低，促性腺激素水平升高为临床特点。常见的病因有：先天性性腺发育不全、卵巢早衰及医源性卵巢功能损伤（如手术、放疗、化疗后导致的卵巢功能减退）。

4.中枢性闭经

中枢性闭经指下丘脑、垂体的功能异常导致的闭经，其性激素特点为卵巢分泌的雌、孕激素水平低，中枢分泌的促性腺激素（Gonadotropin，Gn）水平降低或正常。临床上常见病因有原发性和继发性垂体、下丘脑功能减退。其中，继发性垂体、下丘脑功能减退常见于希恩（Sheehan）综合征、垂体瘤术后或垂体损伤、神经性厌食、使用抑制中枢或下丘脑的药物（如GnRH-a）。严格说来，下丘脑性闭经和垂体性闭经是不一样的，如果给予GnRH-a，下丘脑性闭经者的Gn会有反应而且会升高，垂体性闭经则Gn无反应也不升高。

5.其他

（1）多囊卵巢综合征（polycystic ovarian syndrome, PCOS）：目前病因未明，是以性腺轴功能失调为主的全身性神经-内分泌-代谢失调异质性综合征。以雄激素升高、稀发排卵或无排卵及卵巢多囊性改变为基本特征。PCOS患者的月经异常有多种，可以表现为月经稀发，也可以表现为闭经。

（2）高催乳素血症：催乳素高可影响HPO轴的功能，抑制下丘脑GnRH及垂体FSH、黄体生成素（LH）的脉冲式分泌，并且可以直接抑制卵泡发育，导致排卵障碍，影响卵巢合成雌激素及孕激素，临床上表现为月经稀发或闭经。闭经与乳溢的表现，被称为乳溢-闭经综合征。

（3）甲状腺功能紊乱：常见的甲状腺疾病为桥本甲状腺炎及毒性弥漫性甲状腺肿（Graves病）。常因自身免疫抗体引起甲状腺功能减退或亢进，并抑制GnRH的分泌而引起闭经；也可因抗体的交叉免疫破坏卵巢组织而引起闭经。

（4）肾上腺功能紊乱：下丘脑-垂体-肾上腺轴（HPA轴）功能与HPO轴关系密切，下丘脑和垂体是其共同的协调中心，并且肾上腺激素与卵巢激素功能之间有一定的交叉。当肾上腺功能紊乱时，会明显影响排卵，从而引起月经失调或闭经。

（5）心理因素造成的闭经。

四、闭经的诊断与鉴别诊断

闭经的诊断与所有临床问题的诊断步骤一样，依赖于病史、查体及辅助检查。

（一）病史

通过病史确认是否符合闭经的诊断，并依据月经史判断是原发性闭经还是继发性闭经。

对于原发性闭经患者，应了解患者在母体中的孕育情况、出生情况、自幼的发育过程、有无青春期生长突增和有无第二性征发育；有第二性征发育者应问清楚是自然发育还是在治疗后发育；是否有嗅觉的缺失和障碍；家族中有无类似的患者；等等。

对于继发性闭经患者，除上述病史外，同时要询问是否有体重急剧变化、过强运动、精神刺激、心理压力等可能导致闭经的诱因存在。

另外，要了解患者在其他医院的诊治经过和治疗反应，甚至有一些闭经患者可能做过相应的整形手术。这些病史都需要仔细地收集。

（二）查体

一般检查：包括身高、体重、第二性征发育情况，有无甲状腺肿大，有无乳房溢乳，皮肤色泽及毛发分布。对原发性闭经、性征幼稚者还应检查嗅觉有无缺失或障碍。

妇科检查：要细致检查内、外生殖器发育情况及有无解剖异常。注意阴蒂有无增大，是否有阴道横膈或斜膈，有无处女膜闭锁，是否有宫颈、子宫畸形或缺失。对于原发性闭经患者要注意用探针仔细检查阴道情况。

（三）辅助检查

1.激素测定

（1）性激素六项：根据Gn（FSH、LH）的水平，可以很容易区分卵巢性闭经和其他类型的闭经。Gn升高是卵巢性闭经的重要特征。正常育龄期女性，FSH应在10 U/L以下；FSH＞40 U/L（相隔1个月，两次以上测定），提示卵巢功能衰竭；FSH＞25 U/L，提示卵巢功能减退。FSH升高，结合雌激素、孕激素浓度降低，更支持卵巢功能不正常或衰竭的诊断。若睾酮轻度升高，提示有多囊卵巢综合征；若睾酮升高至正常值4倍以上，应考虑卵巢分泌雄激素的肿瘤或雄激素不敏感综合征等疾病。血PRL明显升高，可以很容易做出高催乳素血症的诊断。

（2）甲状腺功能测定：甲状腺功能亢进和甲状腺功能减退都可能引起闭经，根据甲状腺功能测定很容易做出相应的诊断。甲状腺功能减退引起的闭经常有PRL轻度升高。

（3）其他激素的测定：肥胖或临床上存在多毛、痤疮等高雄激素血症体征时需测定胰岛素、雄激素（睾酮、硫酸脱氢表雄酮）、孕酮和17-α羟孕酮，以确定是否存在胰岛素抵抗、高雄激素血症或先天性21-羟化酶缺乏症等疾病。

2.性激素试验

（1）孕激素试验：为确保效果，临床上推荐采用注射针剂。黄体酮注射液20 mg，肌内注射，每天一次，连续3天。孕激素撤退后有出血者，说明体内有一定水平的内源性雌激素影响。停药后无撤退性出血者，则可能存在以下两种情况：①内源性雌激素水平低下；②子宫病变所致闭经。

（2）大剂量雌激素的雌孕激素试验：服用雌二醇4 mg，每日一次，连续服用21天，最后3天每日肌注黄体酮20 mg。停药2周内发生撤药出血（阳性反应），提示子宫内膜功能正常，排除子宫性闭经；无撤药性出血（阴性反应），必要时需重复一次，若仍无出血，可诊断为子宫性闭经。仅一次雌孕激素试验无撤血不能轻易诊断子宫内膜无反应。

3.GnRH刺激试验

GnRH刺激试验用以了解垂体对GnRH的反应性。注射后LH升高，说明垂体功能正常，病变在下丘脑。经多次重复试验，LH值无升高或升高不显著，说明垂体功能减退，如希恩综合征。

4.其他辅助检查

（1）超声检查：了解盆腔内有无占位性病变、子宫大小、子宫内膜厚度、卵巢大小、卵泡数目及卵巢肿瘤。

（2）宫腔镜检查：排除宫腔粘连等。

（3）磁共振成像（MRI）或CT检查：头痛、溢乳或高催乳素血症患者应进行头颅和（或）蝶鞍的MRI或CT检查，以确定是否存在颅内肿瘤及空泡蝶鞍综合征等。有明显男性化体征者，还应进行卵巢和肾上腺超声或MRI检查以排除相关肿瘤。

（4）染色体检查和基因检测：对原发性闭经和先天性发育异常者，应进行染色体核型分析。随着分子生物学的发展，很多疾病已经可以做到基因检测，若有条件可进行。

通过病史、体查及相关的辅助检查，对闭经的定位诊断可以明确，但作为妇科内分泌医生，仅对闭经做出定位诊断往往是不够的，还要尽量明确闭经的原因，并采取有针对性的治疗。

五、闭经的治疗

（一）针对引起闭经的主要病因的特异性治疗

下生殖道梗阻的患者以手术治疗为主；子宫内膜损伤的患者，若宫腔粘连，可在宫腔镜下进行宫腔粘连松解术，术后给予雌激素等药物预防粘连处理；对于含有Y染色体的闭经患者（46-XY单纯性腺发育不全、雄激素不敏感综合征患者），应手术切除性腺；对于低Gn性闭经患者（运动性闭经或过度节食的闭经患者），要针对病因，适当减少运动量、加强营养、保持标准体重，必要时进行心理治疗帮助其恢复月经；对于高PRL患者，给予溴隐亭治疗。

（二）促进和维持第二性征并减少由低雌激素带来危害的激素治疗

对于低雌激素性闭经的成年患者，应补充雌激素。无子宫者单用雌激素即可，口服或经皮应用；有子宫者需同时补充孕激素，为提高患者用药的依从性，建议采用复方制剂，如芬吗通或克龄蒙。治疗的目的既包括缓解低雌激素引起的相关症状（潮热出汗等），也包括预防骨质疏松症等退化性疾病。这些患者的雌激素剂量应比绝经后激素治疗的剂量大。只要没有禁忌证，建议长期治疗。年轻患者，建议采用序贯治疗，可以产生月经样出血，对于提升患者的自信心更为有利。

对于无第二性征发育的原发性闭经患者，应促进第二性征发育。建议雌激素从小剂量开始，如戊酸雌二醇0.5 mg，每天一次。约三个月增加一次剂量。一般需两年左右可以增加到成年剂量。最初不需加孕激素，当出现首次突破出血或者雌激素剂量达到2.0 mg/d时再加用孕激素。剂量不宜增加过快，否则容易造成子宫较小、乳房不对称等情况。通常在基本达到满意身高时开始促进第二性征发育。如果患者就诊年龄较大，可以适当加快雌激素的加量速度。

对于非低雌激素性闭经患者，在排除了下生殖道和子宫因素后，在解除病因之前，应定期应用孕激素调经，以保护子宫内膜（如PCOS患者）。

（三）要求生育患者的促排卵治疗

不同类型闭经患者的生育前景可能完全不同，应视具体类型而定。在进行促生育治疗时还需要考虑生育对孕母本人安全的影响。

六、引起闭经的常见疾病简介及治疗

（一）多囊卵巢综合征

1. PCOS诊断标准共识

（1）稀发排卵或无排卵。

（2）高雄激素的临床表现和（或）高雄激素血症。

（3）卵巢多囊性改变：单侧或双侧卵巢直径2～9 mm的卵泡≥12个，和（或）卵巢容积≥10 mL。

上述三条中符合两条，并排除其他高雄激素病因（先天性肾上腺皮质增生症、库欣综合征、分泌雄激素的肿瘤等）；排除其他引起排卵障碍的疾病（高催乳素血症、卵巢早衰、垂体或下丘脑性闭经，以及甲状腺功能异常）。

2. PCOS的治疗

首先要强调生活方式的调整，重视饮食控制，增强体育锻炼，合理降低体重；兼以调整月经，纠正高雄激素血症及改善高雄激素的临床表现（痤疮和多毛）；治疗胰岛素抵抗；对于有生育要求者给予促排卵治疗。最后要预防远期并发症的发生，如糖尿病、心血管病变及子宫内膜癌。

（二）高催乳素血症

1.病因

除生理性催乳素升高以外，高催乳素血症的病因还包括病理性、药理性和特发性三类因素。

（1）病理性因素如下。

①下丘脑催乳素释放抑制因子（PIF）不足或下达至垂体受阻。

②原发性和（或）继发性甲状腺功能减退。

③获得自主性高功能的PRL分泌细胞单克隆株。

④传入神经通过增强的刺激加强了PIF的作用。

⑤PRL肾脏降解受阻。

⑥肝性脑病时，假神经递质形成，从而使PIF作用减弱。

（2）药理性因素：多巴胺是明确的PRL抑制剂。任何干扰多巴胺代谢的药物，均可引起高催乳素血症，但一般低于100 ng/mL。常见的药物有雌激素、多巴胺受体阻断剂（抗精神病药物、镇静剂、抗高血压药利血平、单胺氧化酶抑制剂如苯乙肼和 α-甲基多巴）、H_2受体阻断剂（胃动力药多潘立酮、甲氧氯普胺与西咪替丁等）、抑制多巴胺代谢的药物（如阿片类制剂）等。

（3）特发性因素：排除上述生理性因素、垂体肿瘤或其他器质性病变及药物所致的PRL升高。大多数表现为PRL轻度升高，病程较长，但具有自限性。

注意：对于PRL轻度升高的患者，不能轻易诊断高PRL血症。需要严格按照要求重复检测PRL，采血24小时以内禁止性生活及触摸乳房，保持正常睡眠，检查当天早晨空腹或进食少量碳水化合物，静坐1小时后，在上午10—11点间采血。

2.高催乳素血症的治疗

高催乳素血症对机体的影响与垂体ACTH和GH腺瘤引起的相应激素分泌过多

造成的严重危害相比，相对轻微，且催乳素瘤发展甚慢并有可能自然缓解，所以对于未生育的妇女，应首选药物治疗。临床上最常用的药物是溴隐亭（一种多巴胺受体激动剂）。

（三）神经性厌食

神经性厌食患者常见于少女，16岁以上在校学生中的发生率约为90%。目前病因仍不清楚，可能是生理、社会与精神等多种因素所致。所以，对于该类患者的治疗，除了妇科内分泌治疗外，还需营养科、内分泌科、精神心理科等多科的协助。

治疗上要逐渐促进饮食，由少至多，若短时间摄入过多食物，会造成转氨酶的突然升高，使电解质失去平衡，严重时可导致死亡。若合并有抑郁症，应使用抗抑郁药，剂量应大于一般抗抑郁治疗。

神经性厌食患者体内雌激素通常处于低水平状态，所以临床上常用人工周期来调经，如芬吗通2/10 mg的连续序贯治疗。如果患者有生育要求，可再给予诱发卵泡发育与排卵治疗。经过上述的综合治疗，根据以往研究的数据，约48%的患者可恢复正常的月经、体重及精神状态，有30%的治疗效果属中间型，有20%的反应差，有2%的患者死亡。

（四）运动性闭经

运动性闭经常发生于年轻的女运动员，长跑运动员中闭经的发生率为59%，芭蕾舞蹈演员中的发生率可达79%。原因是运动引起的营养不良，以及剧烈运动导致的HPO轴功能抑制，这些患者的月经初潮常比正常女性要推迟1~2年，已有正常月经的患者可能会出现暂时性的月经紊乱或闭经。部分患者可自行恢复，若闭经3个月以上，孕激素试验无撤退性出血的患者可给予人工周期（芬吗通2/10 mg）治疗，避免子宫萎缩及骨量丢失过度。

（五）性发育异常

如果表现型为女性或手术后为女性的患者（如特纳综合征、46-XY单纯性腺发育不全、17α-羟化酶缺乏、完全型雄激素不敏感综合征等），应该给予雌激素治疗。有子宫的患者给予人工周期治疗，无子宫的患者给予单纯雌激素治疗。

（六）青春期低雌激素状态

在青春期，骨量峰值正在形成，各生殖器官均需雌激素维持。青春期闭经患者的低雌激素状态常持续较长时间，若为卵巢早衰则闭经基本是不可逆的。缺乏雌激素的时间越长，则处于低生活质量状态的时间越长。所以对于青春期低雌激素状态的患者更需要进行激素治疗。在治疗过程中要兼顾身高的考虑，通常在身高达到预期后再开始雌激素治疗。

（七）卵巢性原发性闭经

卵巢性原发性闭经为高Gn原发性闭经，可认为是卵巢早衰的极端形式，使用孕激素治疗无撤退性出血，使用人工周期治疗可有月经来潮。激素测定表现为高FSH、LH，低E2。治疗上，应给予人工周期治疗以促进性征发育及维持全身健康。此类患者的卵巢是无功能、无排卵的，希望生育者需行赠卵IVF-ET。

（八）中枢性原发性闭经

中枢性原发性闭经是原发性下丘脑-垂体功能不良所致的先天性低促性腺激素性闭经。使用孕激素无撤退性出血，雌孕激素试验阳性。激素测定表现为低FSH、低LH、低E2。此类闭经的患者，其卵巢是具有功能的，对于有生育要求的，可予HMG促排卵；若无生育要求，可予人工周期治疗（芬吗通2/10 mg）。

总结：闭经是一种症状，而不是一种疾病。闭经的诊断包括定位诊断和病因诊断。临床医生应以闭经症状为核心，结合其他线索明确定位诊断，尽量做到病因诊断，对因对症治疗。若为低雌激素性闭经，需行ET或HRT。

第二节　多囊卵巢综合征

多囊卵巢综合征（PCOS）是以稀发排卵或无排卵、高雄激素或胰岛素抵抗为特征的内分泌紊乱综合征，是育龄妇女最常见的内分泌紊乱性疾病。中国2013年最新的大型流行病学调查数据显示，PCOS在生育年龄妇女中占5.6%，无排卵性不孕的女性中占75%，所以不孕是PCOS特别突出的病症。

PCOS的发病机制非常复杂，主要以性腺轴失调为主（无排卵），包括全身性神经-内分泌-代谢失调，还有一些相关因素（如基因突变、环境、生活方式、体重增加、情绪波动等）也会导致PCOS的发生。

一、PCOS的临床表现

PCOS是高度异质性的疾病，其临床表现各不相同。

（一）月经异常

可能是稀发排卵，也可能是无排卵。

第一，月经稀发。月经周期≥35天及每年≥3个月不排卵者（WHOⅡ型无排卵）。

第二，闭经。继发性闭经常见，原发性闭经少见。

第三，不规则子宫出血。月经周期或经量无规律性。

第四，月经规律不能为判断排卵提供证据。

（二）高雄激素的临床表现

高雄激素的临床表现主要是痤疮和多毛。痤疮发生的部位主要在面部和后背。多毛的部位比较多，常见的是上唇和乳周。

1.痤疮

（1）发生机制：雄激素分泌增多，刺激皮脂腺增生肥大，导致皮脂产生增多，是一种慢性毛囊皮脂腺炎症。

（2）发病特点：多为复发性痤疮；连续3个月出现多处痤疮；常位于额、双颊、鼻及下颌等部位。

2.多毛

多毛主要表现为性毛增多。很多患者的主诉是毛多，但医生检查后发现是胳膊上的毛多，这不属于PCOS的多毛表观。性毛是指对性激素有反应的毛，主要生长于上唇、下腹部、股前部、胸部、乳房、耻骨区和腋窝等部位。多毛在临床的评分一般沿用1961年的Feriman-Gallwey（F-G）评分，低于7分正常，等于或高于7分为多毛。按照毛发分布的范围和粗细评分，将这些分数相加后判断是否多毛。

（三）肥胖

根据身体质量指数（body mass index，BMI）对体重的分类，有WHO标准，有亚洲标准，还有中国标准。以下列出的是中国标准，见表1-1。

表1-1　BMI分类标准（中国）

分类	BMI（kg/m²）	相关疾病危险性（糖尿病、高血压、冠状动脉疾病）
体重过低	<18.5	低（但其他疾病危险性增加）
正常范围	18.5～24.0	平均水平
超重	24.0～28.0	增加
肥胖	≥28.0	明显增加

随着体重指数的增加，糖尿病、高血压、冠状动脉疾病的患病风险上升，中心性肥胖危害更大。中心性肥胖按照腰臀比（腰围/臀围，WHR）或腰围进行判断，当女性WHR≥40.8或腰围≥88.0 cm，即诊断中心性肥胖。

二、PCOS诊断标准

2003年5月鹿特丹标准内容如下。

第一，稀发排卵或无排卵。

第二，高雄激素血症和（或）高雄激素的临床表现（多毛、痤疮等）。

第三，卵巢多囊样改变。

上述三条中符合两条，并排除其他高雄激素病因（先天性肾上腺皮质增生、库欣综合征、分泌雄激素的肿瘤等），以及其他引起排卵障碍的疾病，如高催乳素血症（PRL升高）、卵巢早衰（FSH升高）、垂体或下丘脑性闭经（雌激素低），以及甲状腺功能异常等，才能诊断PCOS。诊断标准及其临床依据分别如下。

（一）稀发排卵或无排卵

测基础体温是一种古老而相对准确的方法，双相表示有排卵；或者月经后半期测定孕酮以明确是否排卵。

PCOS患者FSH和E2水平正常，LH偏高或正常，还要排除低促性腺激素型性腺功能减退及卵巢早衰等导致的停经。

（二）高雄激素的临床表现

痤疮、多毛。通过实验室的测定判断高雄激素血症，可测定血中总睾酮、游离睾酮指数FAI（总睾酮/性激素结合球蛋白浓度SHBG×100）、游离睾酮等指标，见表1-2。

表1-2　高雄激素血症的实验室诊断

实验室结果	相关病因
睾酮（正常：20～80 ng/dL或0.7～2.8 mmol/L）	
≤200 ng/dL（6.9 mmol/L）	考虑高雄激素持续性无排卵
＞200 ng/dL	考虑分泌雄激素性肿瘤
硫酸脱氢表雄酮（正常：250～300 ng/dL或0.7～0.8 μmol/L）	
≤700 ng/dL（1.9 μmol/L）	考虑高雄激素慢性无排卵
＞700 ng/dL	考虑肾上腺或卵巢肿瘤
17-羟孕酮（正常：＜2.0 ng/mL或＜6.1 nmol/L）	
＞4.0 ng/mL（12.1 nmol/L）	行促肾上腺皮质刺激试验以确定先天性肾上腺皮质增生
地塞米松抑制试验（有临床适应证时使用）	
晨血氢化可的松＞5 μg/dL（138 nmol/L）	考虑库欣综合征

（三）卵巢多囊样改变（PCO）

1. PCO不是PCOS妇女所特有的

正常妊娠妇女中8%～25%卵巢超声呈PCO；服用避孕药的妇女14%超声呈现PCO。仅凭PCO不能诊断PCOS，即便是PCOS的患者也不一定有PCO。

2. PCO测量方法

（1）阴道超声较准确。

（2）早卵泡期（月经规律者）或无优势卵泡时超声检查。

（3）卵泡数目测量应包括横面与纵面扫描。

（4）小卵泡直径2～9 mm，单侧或双侧卵巢有12个以上小卵泡。

三、青春期PCOS

很多青春期少女的月经不规律，盆腔超声显示PCO，家长就担心孩子患有PCOS。事实上，正常青春期少女的下丘脑-垂体-卵巢轴还不完善，大部分女性月经初潮以后要经过2～3年HPO轴的功能才能完善，形成正常排卵。所以在初潮两年内不诊断PCOS，除非这种月经不规则情况的时间比较长，并且具有雄激素增多的临床症状和（或）生化表现，才诊断为PCOS。青春期生理变化与青春期PCOS症状体征相似，对于青春期患者不要轻易戴上PCOS的帽子，因为一些医生的误诊会给患者带来精神压力。

四、PCOS的合并症

PCOS有很多合并症，其中肥胖与中心性肥胖前面已经介绍过了，下面再介绍胰岛素抵抗和代谢综合征。

（一）胰岛素抵抗

1.概念

胰岛素抵抗是胰岛素效应器官或部位对其生理作用不敏感的一种病理生理状态。不仅限于糖代谢范围，同时存在脂代谢紊乱及血管病变倾向，影响生育年龄女性的生殖功能。肥胖，尤其是中心性肥胖，是胰岛素抵抗最常见的危险因素。

2.诊断

（1）"金标准"：钳夹实验比较复杂，临床应用少。

（2）妇科医生多采用OGTT（禁食8～12小时，清晨空腹取静脉血检测空腹血糖和胰岛素，5分钟之内口服75 g葡萄糖粉，然后测量服糖后0.5小时、1小时、2小时和3小时的胰岛素水平）做出简易判定。判定依据如下：空腹胰岛素水平超过正常值；胰岛素分泌高峰后移（一般分泌高峰在30～60分钟，2小时后已下降）；胰岛素水平3小时后未降至正常；任何一个时间点的测定值超过基线10倍以上。假如空腹指标正常，而后面检测的指标都超过它的10倍以上，也判定为胰岛素抵抗。

（二）代谢综合征

1.中心性肥胖

2.另加下列四项中的任意两项

（1）三酰甘油（TG）升高（＞1.70 mmol/L），或已接受针对脂质异常的特殊治疗。

（2）高密度脂蛋白（HDL）降低（＜1.29 mmol/L），或已接受针对此脂质异常的特殊治疗。

（3）血压增高，收缩压≥130 mmHg或舒张压≥85 mmHg，或已经被确诊为高血压并接受治疗者。

（4）空腹血糖增高（≥5.60 mmol/L），或已经被确诊为糖尿病。

五、PCOS的近期及远期危害

PCOS带来的危害归纳起来包括月经问题、影响美观、影响心理、生育问题（排卵障碍）、代谢方面问题等，其中最严重的是肿瘤问题。如果我们在平时出诊时对患者进行很好的宣教，那么这些问题大多能解决。

（一）近期危害

1.痤疮

痤疮严重影响患者生活质量。青春期少女往往因痤疮产生自卑感，自信心不足。痤疮反复发作，留下瘢痕，可能导致抑郁、焦虑、愤怒，甚至有自杀的倾向。痤疮通过抗高雄激素治疗可以解决。

2.排卵障碍

排卵障碍导致月经不正常、不孕。主要原因是雄激素含量过高抑制卵泡成熟，造成卵泡提前闭锁，导致排卵障碍。另外雄激素过多，反馈性地导致LH增加，临床上测激素水平会发现LH/FSH升高。

另外，血清睾酮升高，卵泡液当中的睾酮也会升高，导致优势卵泡发育停滞或退化，高雄激素水平会降低卵母细胞的成熟率，并降低子宫内膜的容受性，影响胚胎的着床，导致妊娠早期流产。

（二）远期危害

远期危害包括代谢问题和肿瘤问题等。

1.明显增加2型糖尿病发生风险

PCOS患者的2型糖尿病发生率为正常人的2～10倍。

2.心血管疾病风险明显增加

一项以45岁以上的PCOS患者为研究对象的研究结果表明，PCOS患者亚临床动脉粥样硬化的发生率（7.2%）显著高于同龄正常女性（0.7%）。PCOS患者绝经后心肌梗死的发生率更是明显升高，约为非PCOS患者的7.1倍。

3.子宫内膜癌风险明显上升

在40岁以下的子宫内膜癌的患者中，19%～25%患有PCOS，患PCOS的女孩以后发生子宫内膜癌的可能性是正常月经同龄女孩的4倍。

六、PCOS治疗策略

根据不同人群的就诊目的选择治疗方案。对于青春期少女、无生育要求的育龄期妇女，以及生育后保健的治疗方案主要是调整月经周期。为有生育要求的育龄期妇女进行促排卵治疗。

（一）调整生活方式与减重

60%～70%的患者为超重、肥胖。应指导患者进行生活方式的调整，这比吃药还重要。减重是PCOS管理的第一位。要控制饮食，多运动，每天可进行30分钟以上中等至剧烈强度的运动。调整生活方式可以有效抑制糖尿病及代谢异常症状的进展。另外还有行为疗法，包括改变心理状态、生活习惯等。

科学减重。减重对超重肥胖的PCOS患者的生殖及代谢均有益，而对于正常体重的PCOS妇女似乎是无效的。必要时可以选择药物或手术减重，可降低高雄激素血症，并使月经周期恢复正常。

（二）调整月经周期

调整月经周期适用于无生育要求、因排卵障碍引起月经紊乱的患者，既可以调整月经，防止大出血，也可预防子宫内膜增生。首选定期补充孕激素，为保护子宫内膜，孕激素每周期应至少用药10天，适于无明显高雄、无避孕需求者。药物有微粒化黄体酮（200~300）mg/d×（10~14）d；地屈孕酮（10~20）mg/d×（10~14）d；还有最便宜的一个药是醋酸甲羟孕酮6 mg/d×（10~14）d。对于明显高雄或有避孕需求者，可以使用复方短效口服避孕药（COC），但是长期使用可能会造成糖耐量损害。

（三）缓解高雄激素症状

缓解高雄激素症状可以用COC。痤疮、多毛的患者，在用药前应排除COC的禁忌证，治疗痤疮一般需3~6个月，改善多毛则至少6个月，因为体毛生长有固定周期，很多人很难坚持下来。

（四）二甲双胍的应用

二甲双胍主要是提高胰岛素敏感性。其作用机制是增加肝脏和边缘组织的胰岛素敏感性，直接影响卵巢类固醇激素的生成。当改变生活方式治疗不成功时，合并糖耐量减低或代谢综合征的PCOS患者可加用二甲双胍。常用二甲双胍500 mg，每日三次，3个月后复查。

二甲双胍作为PCOS患者的辅助用药可以预防IVF过程中的OHSS，在治疗效果上肥胖患者优于非肥胖患者。一般建议妊娠试验阳性后即停用二甲双胍，也有医生主张对于特别严重的胰岛素抵抗的患者，孕期可使用二甲双胍直到分娩。

（五）不孕治疗

不孕的问题是比较令人困扰的。最重要的治疗方式是改变生活方式，体重减轻可使超重或肥胖的PCOS女性自发排卵，推荐饮食和生活方式的改变作为一线治疗方式，未恢复排卵的患者对诱导排卵的反应也会得到改善。诱导排卵常用的药物是氯米芬，从月经第5天开始，每天1片，连续5天，如果效果不好再逐渐加量，最大剂量到每次3片，连续5天；如果仍无排卵，可考虑换用来曲唑。还有一些患者对氯米芬、来曲唑反应都不好，可予低剂量FSH。另外排卵障碍也是IVF的适应证。

若一线口服药物治疗后出现抵抗（不排卵）或失败（排卵但未孕），推荐咨询不孕治疗专家寻求进一步治疗建议。

七、PCOS的长期管理

鉴于PCOS的危害很多，对于PCOS患者要进行长期管理，包括月经管理、生活方式管理、胰岛素抵抗管理、高雄激素血症管理。即使这样的患者妊娠了，也要告诉她孕期会存在很多问题，要定期围产保健，警惕孕期并发症（如妊娠期高血压等）；哺乳期过后月经仍可能不正常，要及时返诊。PCOS的治疗需要长期进行，以调整月经，控制代谢紊乱，预防远期并发症。

第三节　早发性卵巢功能不全

随着病因研究的深入和临床病例的积累，人们逐渐意识到卵巢功能衰竭是一组临床表现多样、病因复杂且进行性发展（包括隐匿期、生化异常期和临床异常期"三个阶段"）的疾病。由于卵巢早衰的概念存在局限性，仅代表了卵巢功能衰竭的终末阶段，无法体现疾病的进展，因此现在更主张用"早发性卵巢功能不全"取代"卵巢早衰"的概念，旨在早期发现卵巢功能不全的女性，以达到早期诊断、早期治疗的目的。

一、卵巢功能提前衰退相关名词的变化及POI的定义

通常情况下女性的卵巢功能衰竭应发生在50岁左右。早在《黄帝内经》中

就提到"七七，任脉虚，太冲脉衰少，天癸竭"，"七七"正好是49岁；近些年国内外关于绝经年龄的调查显示同样在50岁前后，说明这个年龄古今中外变化不大。从人群看，有一些女性的卵巢功能衰竭发生在不应该衰竭的年龄，比如40岁以前，大约占1%。卵巢功能的提前衰竭给女性的身心造成了很多影响。近两年由于我国生育政策的改变，卵巢功能提前衰退的问题越发受到重视。

关于卵巢功能提前衰退有很多的相关名词。下面简单介绍这些名词的历史演变。

卵巢早衰（premature ovarian failure, POF）：年龄小于40岁，闭经时间大于6个月，间隔1个月以上2次测FSH大于40 IU/L，伴有雌激素降低等内分泌异常及绝经相关症状，意指卵巢功能过早完全丧失。这个概念曾被广泛接受，但POF概念存在局限性，无法体现该疾病的进展过程，仅代表卵巢功能衰退的终末阶段。

2008年美国生殖医学会提出了"原发性卵巢功能不全"（primary ovarian insufficiency, POI）的概念。其定义为：年龄小于40岁，稀发月经或闭经时间大于等于4个月，间隔大于4周连续2次FSH大于25 IU/L。可以看到这样的定义将患者更早纳入了POI范畴，而且从名词的表述上用"功能不全"代替"衰竭"，也更容易被患者接受。此处的P为原发性，意指功能衰竭是由于卵巢本身引起。

2015年，欧洲人类生殖与胚胎学会（ESHRE）发表了最新的"POI处理指南"，这里的POI全称是"早发性卵巢功能不全"。虽然ESHRE的POI缩写与之前美国生殖医学会提出的POI相同，但其第一个字母P的含义已有改变，从"原发性"改为"早发性"，强调了卵巢功能衰竭发生的时间提前。在2016年4月，国际绝经协会（IMS）最新发布的"中年女性健康管理及绝经激素治疗的推荐"中也有很大的篇幅涉及POI的诊治，其名词与ESHRE相同，但其具体内涵又与ESHRE的有所不同。

接下来具体看一下2015年ESHRE与2016年IMS关于POI的定义和诊断标准。

2015年ESHRE的POI定义为早发性卵巢功能不全，用来描述40岁前因卵巢功能丧失而导致的闭经，是一种女性高促性腺激素性闭经。既包括了原发性闭经（初潮前发病），也包括了继发性闭经。病因包括染色体和遗传缺陷、自身免疫因素、化疗、放疗、感染和手术，大部分是特发性的。诊断标准为：年龄小于40岁；月经稀发或闭经；2次FSH水平大于25 IU/L，测定间隔大于4周。

2016年IMS的POI定义：POI也被称为早发性绝经，指染色体正常、曾有过正常月经周期的女性在40岁前出现性腺功能减退。其诊断标准为：年龄小于40岁，月经稀发或闭经4个月以上；2次FSH水平大于40 IU/L，测定间隔4~6周。在临床诊治过程中根据具体情况需完善的相关检查项目有：激素水平检测、自身免疫疾病筛查染色体核型分析、脆性综合征前突变检测及盆腔超声等。

根据上述定义，ESHRE的POI既包括原发性闭经也包括继发性闭经，染色体异常患者也包括在内；IMS的POI只包括继发性闭经，而且不包括染色体异常的患者。两者的FSH界值也不同，ESHRE以25 IU/L而IMS以40 IU/L为界。分析其原因，ESHRE更关注患者的生殖状况，因此更倾向早期发现患者，而且这些FSH相对低的患者治疗后的生育结局更佳；而IMS更关注对总体健康状况的影响。

2016年中国的学术界也发表了自己的POI性激素治疗指南。该指南是在广泛征求了国内相关领域专家的基础上得出的，其中也涉及了对POI的定义。具体描述为：POI是指女性在40岁前卵巢活动衰退的临床综合征，以月经紊乱（如停经或稀发月经）伴有高促性腺激素和低雌激素为特征。诊断要点：年龄小于40岁；停经或月经稀发4个月；间隔大于4周，连续两次FSH大于25 IU/L。指南中对AMH及超声的诊断价值做出了评价。AMH是卵巢储备更直接的指标，目前未纳入POI诊断标准中。AMH低但月经规律的女性不能诊断为POI。超声、腹腔镜检查、卵巢活检等在POI诊断中的价值尚未肯定。中国的POI定义内涵总体上更接近ESHRE的观点。

POI概念的提出，不但使卵巢功能提前减退患者的诊断关口前移，达到及早诊断、及早治疗的目的，而且该诊断相对委婉，更易被患者接受。

二、POI的诊断

（一）POI的病因

POI的病因学分析对临床治疗及家族随访有一定的意义，某些染色体缺陷及基因缺陷、自身免疫功能紊乱、感染或医源性因素均可导致POI发生，但大部分POI是特发性或医源性的。POI的常见原因见表1-3。

表1-3 POI的病因

遗传性	免疫性	感染性	代谢性	医源性
X单体	甲状腺功能减退	腮腺炎	17α-羟化酶缺乏	卵巢手术
X三体	艾迪生病	TB	半乳糖血症	化疗
脆性X	糖尿病	疟疾	—	放疗
缺失	腹腔疾病	志贺杆菌	—	—
易位	APS1和2	水痘	—	—
FOXL2	ITP，念珠菌病	CMV	—	—
FSH，LH	SLE，RA，干燥综合征	HSV	—	—
GALT，抑制素	慢性肝炎	—	—	—

（二）POI的临床表现

POI患者常以月经周期改变为先兆，主要表现为停经或月经稀发，也可出现潮热、盗汗、性交不适、阴道干涩、睡眠不佳、情绪改变、注意力不能集中、尿频、性欲低下、乏力等雌激素缺乏症状。其临床症状的严重程度各不相同，特别年轻的患者症状反而较轻（如10多岁的女孩POI的症状可能比30岁发生POI者轻）。手术导致的医源性POI患者通常症状较重、持续时间更长，有些患者也可能没有任何症状。在临床诊疗过程中建议对月经稀发或闭经的患者仔细问诊雌激素缺乏的相关症状。除此以外，POI患者与正常年龄绝经者同样会发生骨质疏松、血脂异常、血压波动及心血管疾病。

（三）POI的评估

对POI患者评估的主要依据是患者的病史、体格检查及相关辅助检查。

1.病史

需详细询问患者的月经史，了解患者的月经模式改变过程，并且必须排除妊娠。注意询问既往有无手术、放化疗、癌症、内分泌疾病、自身免疫病及精神病等病史，幼时有无腮腺炎、结核等病史。另外，虽然多数POI患者是特发性的，但是部分的患者可有家族遗传性，因此需了解母亲、姑姑、奶奶的月经情况。

2.体格检查

体格检查包括全身的一般检查及盆腔检查。全身一般检查包括身高、体重、智力、第二性征发育情况的评估，注意有无甲状腺肿大、有无乳房溢乳，观察皮肤色泽及毛发分布等。

3.妇科检查

妇科检查要细致检查内外生殖器发育情况及有无解剖异常。注意阴蒂有无增大，是否有阴道横膈或斜膈，有无处女膜闭锁，是否有宫颈、子宫畸形或缺失。对于原发性闭经患者要注意用探针仔细检查阴道情况，排除因生殖道发育异常导致的闭经。

4.辅助检查

辅助检查包括：血液化验（β-HCG、性激素、甲状腺功能、免疫疾病筛查、AMH等）；染色体核型分析及FMR1基因检测（尤其是30岁前的POI患者）；盆腔超声及乳腺超声；骨密度；心血管健康评估。这些检查一方面是寻找POI的病因，另一方面，也是在为治疗做准备。曾有患者因为发生了POI而逆向检查，早期发现了免疫疾病，所以要重视全面的筛查。

三、POI的远期影响

由于卵巢功能的过早衰退，POI患者体内的雌激素水平长期处于缺乏状态。

低雌激素虽使乳腺癌的风险降低（可视为POI的唯一益处），但会导致早期骨质流失、性功能障碍、血管舒缩等更年期症状及心脑血管疾病发生的风险增加，同时也会诱发一系列的心理问题。此外，还有罹患甲状腺病、艾迪生病、糖尿病等原发病的远期影响。

（一）对骨骼的影响

雌激素对骨骼有保护作用。自然绝经对骨骼健康的负面影响已经很明确，绝经会导致骨量丢失增加、骨折风险升高。当发生POI时，由于雌激素水平明显下降，破骨细胞活动明显增强，成骨细胞功能降低，导致骨转换加速。同时，骨矿化变慢（大于6个月），从而使骨密度及骨质量下降，最终导致骨质疏松、骨折风险增加。POI患者与自然绝经的女性相比较，更容易发生骨量丢失及骨质疏松。由于骨质疏松症在骨折前并无特征性症状，故大多数POI患者可以多年无症状，直到骨折发生时才被关注。

（二）对心脑血管的影响

POI患者因卵巢功能的提前衰竭和内源性雌激素产生不足，将增加心血管疾病和死亡的风险。有研究表明，POI是CVD和卒中的独立危险因素。同时，有Meta分析研究发现，POI患者中风风险明显高于正常女性。手术因素导致的POI，心血管疾病的风险明显升高。

POI女性存在显著血管内皮功能障碍，口服雌激素/孕激素周期治疗6个月可恢复血管内膜功能。故对POI患者开展HRT，对其血脂、血压、胰岛素抵抗、血管内皮功能均可产生有利的影响。正常年龄绝经相关的多项研究表明，绝经早期的健康女性使用HRT的风险可能更小，获益更大。尽管缺乏纵向研究数据，仍强烈建议POI患者早期行HRT以控制未来心血管疾病的风险，并应持续治疗至少到自然绝经的平均年龄（C类证据）。

（三）对认知功能的影响

目前，针对POI是否影响神经功能的研究有限。正常绝经对认知功能的影响仍不明确，但手术造成的POI可导致认知功能全面快速下降，然而手术5年内开展HRT并持续10年以上可减缓认知功能的下降。对于特发性POI，目前尚无直接的关于该类患者神经功能的研究数据，间接证据表明POI患者（核型正常，接受HRT治疗）在认知功能上与正常对照组相似，仅在言语的记忆方面稍差。特纳综合征患者与同年龄、同身高、同等智力和同等社会经济地位的正常女性相比，在情绪识别、视觉空间、注意力、工作记忆力及执行力上均表现较差。雌激素治疗是适当且必要的，雌激素可以预防自发性POI患者的认知功能减退或认知功能低下。对特纳综合征患者，尽管给予足量雌激素治疗，其空间感知能力、视觉运动整合能力的改善仍相对困难，另外，患者的识别能力、视觉记忆、注意力及执行力也都受到影响。

（四）对泌尿生殖系统的影响

持续的低雌激素可引起外阴与阴道萎缩，目前仍缺乏关于特发性POI患者的泌尿生殖综合征（GSM）的研究数据。有研究证实，全身和局部HRT对缓解泌尿生殖综合征有效。雄激素协会（EMAS）建议，如果症状严重则开始全身加局部联合应用雌激素，然后改成局部应用，因局部用药没有长期应用的风险。对于有HRT禁忌证者或者虽然经系统雌激素治疗仍有症状者，可用阴道保湿霜或润滑剂治疗阴道不适和性交痛等症状。由于POI患者年轻，其配偶的年龄也相对小，对性生活的需求仍很旺盛，因此POI患者的泌尿生殖道系统问题必须予以足够重视。

（五）对心理社会功能的影响

与自然绝经不同的是，POI患者既有生理的变化，又有继发于诊断的心理负担和不孕等问题，因此常常伴有明显的心理障碍。WHO妇女健康问卷调查发现，POI妇女的心理社会功能明显低于正常绝经妇女。另外，有研究表明，自发性46-XX的POI患者的社会支持指数和自尊感都低于对照组。

四、POI的治疗

（一）POI患者行性激素替代/补充治疗的目的和适应证

性激素替代/补充治疗（HRT）是以雌激素补充为核心的一种疗法，是针对低雌激素问题的较有效疗法。对于所有POI患者，HRT的目的包括两个方面，一是缓解低雌激素相关的症状，二是预防老年退化性疾病的发生，两者并重。对于部分特别年轻就患有POI的患者，除了以上目的外，还可促进第二性征发育，为生育做好准备（比如赠卵IVF-ET）。治疗目的不同，治疗的方案和剂量也有所不同。HRT对POI患者而言是针对病因的治疗，是较佳的治疗，只要没有禁忌证，POI患者都应该接受HRT。

（二）HRT的治疗选择

所谓的HRT的治疗选择，实际上是治疗的优化问题，这是在POI治疗过程中的一个关键问题。正常年龄绝经女性HRT的主要目的是缓解症状，而POI女性还应针对雌激素持续缺乏引起的重大疾病和早死亡的情况长期用药，为此应特别注意用药的安全性。目前，很少有针对POI女性最佳HRT治疗选择的研究。大部分资料源于正常年龄绝经女性HRT的治疗。我们只能参照正常年龄绝经女性HRT的资料，采用逻辑推理的方法对POI女性HRT治疗选择进行推测。下面就药物的种类、用药方案、用药剂量、给药方式、用药时限等方面进行介绍。

1.常用的HRT药物种类

（1）雌激素：包括雌二醇、炔雌醇、结合雌激素。雌二醇及结合雌激素对维持正常骨密度有益，炔雌醇通常是COC里的雌激素成分，其对骨密度无益。目前，关于天然雌激素与COC在POI患者中的对照研究的少许证据表明，天然雌激素比COC对POI患者更有利。从年龄角度看，这些POI患者年轻，应用COC的风险低，且与卵巢功能无关。若采用COC能提高用药依从性，那么这将是一种合理的替代选择，尤其是在还有避孕需求时（在POI刚刚发生时，仍有一定的妊娠可能性）。目前尚无雌二醇和结合雌激素的比较研究，因为前者更符合生理需求，故推荐使用雌二醇。

（2）孕激素：包括天然孕激素与合成孕激素。合成孕激素可以保护子宫内膜，控制生理周期，但不可用于胚胎移植前的内膜准备。正常绝经的资料显示，微粒化天然黄体酮对心血管安全性更好，患乳腺癌风险更低。目前尚无研究比较POI行HRT时不同孕激素的影响，但从心血管及乳腺癌两方面考虑，推荐天然黄体酮或接近天然的地屈孕酮。

2.用药方案

雌激素推荐连续应用，中间无须停药。无子宫的女性单用雌激素即可，有子宫的女性还应添加孕激素。孕激素可周期性添加，称为序贯方案；也可以每日添加，称为连续联合方案。序贯方案可产生月经样出血，更适合年轻患者使用；连续联合方案无月经样出血，更适合年长不愿意来月经的女性。来月经对年轻的POI患者还有心理方面的益处，会使这些患者自觉与同龄人无差异。对于拟行赠卵IVF-ET的女性，序贯方案也更有利于保持子宫内膜的活性。POI患者所需要的雌激素量高于绝经后女性，若采用连续联合方案易发生突破性出血，也会影响患者的依从性。因此，建议年轻的POI患者采取序贯的方案治疗。

序贯方案多久添加一次孕激素恰当？目前的资料显示，长周期添加孕激素时子宫内膜的安全性没有得到充分的保证，建议按月添加孕激素。

3.用药剂量

（1）雌激素：年轻患者可能需要更高剂量的雌激素。虽然低剂量雌激素就可以有效减轻和治疗潮热出汗等症状，但治疗这些症状所需剂量与保护骨骼的剂量不一样，有效保护骨骼需要更高的剂量。出于保护骨骼的目的，低于0.625 mg/d的剂量肯定不如0.625 mg/d有效。若使用经皮雌激素，第1周剂量为100 μg，然后第2~4周每周150 μg，连续使用12个月可提高骨密度，降低骨破坏指标，升高骨形成指标。因此，POI患者HRT时建议采用标准剂量或更高剂量雌激素。

（2）孕激素：所需剂量依赖于雌激素的剂量和所采取的方案。若与中高剂量的雌激素配伍，孕激素剂量也要相应增加。在连续联合方案中，最低需要口服地屈孕酮5 mg/d，或微粒化黄体酮100 mg/d。若是序贯方案，每月应有10~12天口服地屈孕酮10 mg/d，或者微粒化黄体酮200 mg/d。

4.给药方式

（1）雌激素：雌激素有不同给药方式，按照对全身影响区分，可分为系统用药和局部用药，前者包括口服、经皮贴、经皮凝胶、皮下埋植、鼻喷、注射；后者包括释放雌激素的引导环、含雌激素的阴道乳膏、含雌激素的阴道药栓。POI患者建议采用系统用药。系统用药中，在HRT时比较常用的有口服和经皮两种方式。HRT的主要给药方式是口服，这也是最符合大部分人习惯的用药方式；经皮给药的优势在于不增加血栓风险，年轻女性因怕被别人发现，常不愿意经皮贴。在用药方式的选择上，患者的依从性是主要问题，因此患者喜好是选择的重要依据。对于吸烟、有偏头痛、具有VTE高危因素者，建议使用经皮贴。

（2）孕激素：天然黄体酮有不同的给药方式，有口服、经阴道及经皮用药。无论何种方式，只要剂量足够，孕激素都能有效保护子宫内膜。其中，经阴道给药更小剂量就可以起效，比口服用药能更好地转化子宫内膜。有研究发现，与皮贴E2 50 mg配伍，经阴道使用100 mg/d与200 mg/d天然黄体酮，子宫内膜厚度无差别。经阴道给药患者依从性更好，因而对周期的控制也更好。如果已确定无生育要求，也可以采用宫内缓释孕激素系统（曼月乐）作为HRT时的孕激素。这样做的优势有兼顾避孕、长效（避免每日应用孕激素）。

POI患者HRT常用的药物和剂量举例如下。

①单纯雌激素治疗：适用于已切除子宫的POI患者。推荐剂量是：17β-雌二醇2 mg/d、戊酸雌二醇2~4 mg/d或经皮雌二醇75~100 μg/d，连续应用。具体剂量还需要根据患者的具体情况进行个体化调整。

②雌孕激素序贯治疗：适用于有完整子宫、仍希望有月经样出血的POI患

者。这种用药方式是模拟生理周期，在使用雌激素的基础上，每周期加用孕激素10~14天。按雌激素的应用时间又分为周期序贯和连续序贯，前者每周期停用雌激素2~7天，后者连续应用雌激素，POI患者更推荐连续序贯。雌激素推荐17β-雌二醇2 mg/d、戊酸雌二醇2~4 mg/d或经皮雌二醇75~100 μg/d（应根据患者的具体情况个体化调整）。孕激素多采用地屈孕酮10 mg/d，微粒化黄体酮200 mg/d。也可以采用复方制剂，常用的药物有芬吗通、克龄蒙。因复方制剂的依从性明显好于单药的配伍，所以鼓励采用复方制剂。芬吗通（2/10 mg）每盒28片，前14天每片含2 mg17β-雌二醇，后14天每片含2 mg17β-雌二醇和10 mg地屈孕酮，属于连续序贯方案，应用方便，能模拟"月经周期"的激素变化，服药期间月经量不多，异常出血率低。同时，芬吗通中的雌激素成分属于天然的雌激素，且2/10 mg剂量适于POI患者；其含有的孕激素属于中性孕激素，导致乳腺癌的风险低；除此之外，不抑制排卵，服药期间仍有怀孕可能，该药物对胚胎无影响，尤其适用于有生育要求的女性。

5.POI患者HRT的用药期限

关于POI女性用药期限，目前尚无相关的证据，但为预防卵巢功能低下对健康的长期影响，推荐长期用药，至少应用至正常绝经年龄，即50岁左右。后续的治疗参照正常绝经女性。早期启动HRT非常重要，患者可能达到骨量的峰值，并可减少因低雌激素引起的心血管疾病风险。

（三）POI患者的生育问题

POI患者并非一定不能生育，尤其是在POI的早期。约5%的POI患者可能自然妊娠，对大多数希望妊娠的POI患者应给予促生育治疗。随着生殖内分泌学科的发展，促排卵技术广泛应用，可采用各种促排卵方案诱发POI患者排卵，排卵只出现在HRT后FSH能降到15 IU/L者，单纯HMG/HCG、GnRH-a/HMG/HCG等促排卵疗法没有文献证实能提高排卵率。在HRT的基础上进行赠卵体外受精-胚胎移植（IVF-ET）是妊娠成功率最高的一种方式，成功率为35%~40%，与常规IVF-ET者近似。对于年轻恶性肿瘤患者，可考虑在进行放疗、化疗前冷冻卵母细胞、卵巢组织或胚胎以保存其生育能力。有POI家族史的女性在目前还没有可靠的检查能预测卵巢功能的状况下，也可考虑冷冻卵母细胞或胚胎以解决今后的生育问题。但对于已确诊POI的女性无保存生育力的机会。POI患者虽然自然受孕的概率较小，但无生育要求时仍需避孕，尤其是在POI的初期。

（四）HRT与复方口服避孕药（combined oral contraceptive, COC）的比较

这两种方案因均含有雌孕激素，故常被混淆。实际上两者的区别是很大的。HRT以雌激素补充为核心，添加孕激素的目的是保护子宫内膜，采用的雌孕激素均为天然，且剂量较低；COC是以高效孕激素为核心，添加雌激素的目的是减少非预期出血，目前的COC中的雌孕激素均为合成。COC有避孕作用，HRT无避孕作用。两者的对比详见表1-4。虽然年轻女性可能更愿意使用COC，但POI患者长期应用COC是不可取的，仅建议在POI的早期为兼顾避孕时使用。

表1-4　HRT与COC的比较

对比项目	HRT人工周期	COC口服避孕药
中枢	促进	抑制
排卵	不抑制	抑制
子宫内膜	有增殖期和分泌期改变	分泌期
孕激素	生理剂量	高效
雌激素	天然雌激素	合成雌激素

（五）POI患者的青春期诱导

当患者为原发性闭经且无第二性征发育时，建议从身高基本达满意高度时开始（一般在12岁左右）补充雌激素。从小剂量开始，如戊酸雌二醇0.5 mg/d，松奇皮贴每周1/4贴，每3～6个月逐渐加量，根据骨龄和身高的变化，在至少2年内逐渐增加至成人用量，直至14～16岁（应用雌激素两年后）或发生子宫内膜突破性出血后，再开始周期应用孕激素以诱导月经。孕激素可选择口服微粒化黄体酮100～200 mg/d或地屈孕酮5～10 mg/d，应用12～14天。因为结合雌激素制剂和口服避孕药不属于人体内天然成分，不适合儿童使用，故推荐使用天然雌激素。雌激素的青春期诱导治疗中，若患者就诊晚或不考虑终点身高，起始量可以略大，增加不宜过快，否则会影响乳腺的发育和对称性，同时还会影响子宫的最终发育。

（六）特殊POI患者的HRT

1.Turner综合征

Turner综合征患者的HRT较为特殊。从骨健康方面考虑，及早治疗很重要，18岁以前启动雌激素治疗效果好，且雌激素的剂量不宜过低，以参照生理剂量为宜，同时注意补充维生素D和钙剂并重视常规锻炼。在心血管健康方面，Turner综合征患者不仅先天性心血管疾病风险增加，发生高血压、肥胖、糖耐量受损及高脂血症的概率高，发生冠心病和（或）脑血管疾病概率是正常人的两倍，心血管疾病死亡率是正常人的四倍。长期HRT是否对Turner综合征患者的心血管系统存在影响，目前仍不清楚，但推荐行为治疗以降低心脑血管疾病的发生。HRT可以提升Turner综合征患者的执行力、记忆力和运动功能，有利于患者的神经健康，但对其他方面（如视觉空间能力）无改变。同时，HRT对泌尿生殖道和性心理健康也有一定的益处。

2.BRCA基因突变

BRCA基因突变者为降低乳腺癌和卵巢癌发生，常预防性地切除双侧附件。若这些患者还未发生乳腺癌，在行预防性切除双侧附件后是可以选择使用HRT的，此时的HRT对于预防性切除附件降低乳腺癌风险并无影响。如果已经发生了乳腺癌，那么HRT为禁忌。

3.子宫内膜异位症

子宫内膜异位症是雌激素依赖性疾病。对于子宫内膜异位症的POI患者，补充雌激素理论上能重新激活残存病灶、产生新的疾病或者导致恶性变。ERT的具体细节参照"*ESHRE guideline：Management of women wit hendometriosis（Dunselman，2014）*"。已切除卵巢的内异症患者，联合雌/孕激素治疗可以有效治疗血管舒缩症状，降低疾病复发风险。

4.其他医学问题的POI

有偏头痛的POI患者不应该视为HRT的禁忌，若HRT中偏头痛加重，应考虑改变剂量、给药方式或方案。对于先兆性偏头痛患者，经皮雌激素可能是最安全的用药方式（D级证据）。同样，高血压也不是HRT的禁忌，但有高血压的POI患者，建议使用经皮雌激素（C级证据）。对于肥胖的POI患者，开展HRT时同样建议采用经皮雌激素（C级证据）。子宫肌瘤也不是POI患者开展HRT的禁忌

（B级证据）。

五、总结

早发性卵巢功能不全是近年来更被接受的概念，建议的诊断标准是：女性小于40岁，停经或月经稀发至少4个月且间隔4周以上，2次FSH大于25 IU/L。降低FSH诊断阈值有助于早期发现卵巢功能不全的患者，从而达到早期诊断、早期治疗的目的。

POI对健康的危害远高于自然绝经，由于其低雌激素相关症状重，骨质疏松风险高，且心血管疾病早发风险高，故POI患者更需要HRT。POI患者的乳腺癌风险低，是血栓低危人群，因此POI患者HRT的风险更低。一旦明确有雌激素缺乏的问题，在无禁忌证基础上，即可开始HRT。与正常年龄绝经的女性相比，POI患者需要更大剂量的雌激素，建议选用天然或接近天然的雌激素及孕激素以减少对乳腺、代谢及心血管等方面的不利影响。

第四节 异常子宫出血

异常子宫出血（AUB），即月经失调，是妇科常见的症状和体征，主要是指与正常月经的周期频率、规律性、经期长度、经期出血量中的任何一项不符合、源自子宫腔的异常出血。本节所述AUB限定于育龄期非妊娠妇女，要排除妊娠和产褥期相关的出血，也不包含青春发育前和绝经后出血；限定于源自子宫腔的异常出血，应排除来自外阴、阴道、宫颈、泌尿道、肛门、直肠的出血。

世界各国描述AUB的医学术语和定义存在相当的混淆。因此，FIGO（国际妇产科联盟）在2007年发表了关于"正常和异常子宫出血的相关术语"的共识，2011年又发表了"育龄期非妊娠妇女AUB病因新分类PALM-COEIN系统"，统一用词，用以指导临床治疗与研究。FIGO的命名与PALM-COEIN分类系统条理清晰、简单、易记。在我国妇科学界对于异常子宫出血也曾存在一些混淆，例如AUB、功能失调性子宫出血（简称功血）、月经过多这三个术语混用。为了利于临床治疗和研究与国际接轨，有必要制定育龄期非妊娠妇女AUB临床诊断与治疗指南。

AUB诊治指南制定的目标包括以下几方面。

（1）引进FIGO"正常和异常子宫出血相关术语和病因PALM-COEIN分类系统"。

（2）梳理AUB病因诊断治疗流程。

（3）简介AUB常见病因的临床特征和治疗。

一、FIGO正常和异常子宫出血相关术语、病因新分类系统

（一）正常子宫出血和推荐的AUB术语

1.正常子宫出血

正常子宫出血即月经，月经的指标包括频率、周期规律性、出血持续时间、月经量四个要素。2014年中华医学会妇产科学分会内分泌学组暂定的术语标准见表1-5。

表1-5　正常月经范围与AUB术语（2014CMA）

月经及月经周期的临床评价	术语	范围
月经频率	月经频发	<21天
	月经稀发	>35天
12个月中的周期规律性	规律月经	<7天
	不规律月经	≥7天
	闭经	≥6个月不来月经
出血持续时间	经期延长	>7天
	经期过短	<3天
月经量	月经过多	>80 mL
	月经过少	<5 mL

2.废用和保留的术语

废用"功血"一词，原因是不同地区的定义和所用诊断检查的资源不同，因此内涵不一致。

废用metrorrhagia（子宫出血）、menorrhagia（月经过多）等具有希腊或拉丁字根的术语，理由是定义模糊且理解不同。

保留的术语如下。

（1）经间期出血（IMB）。

（2）不规则子宫出血。

（3）突破性出血（BTB）：出血较多者为出血，量少者为点滴出血。

3.异常子宫出血的FIGO新术语

（1）急性AUB：出血量大、需要紧急处理以防进一步失血的AUB。可见于有或无慢性AUB病史的患者。

（2）慢性AUB：来自子宫腔的、无法预料的、出血时间延长、出血量异常、月经间隔异常，且近6个月内至少出现3次，一般不需要紧急临床处理，但需要进行规范诊疗的AUB。

（二）AUB病因的FIGO新分类系统：PALM-COEIN系统

FIGO将AUB病因分为两大类九个分型（表1-6），按英语首字母缩写为"PALM-COEIN"，其中"PALM"存在结构性改变、可采用影像学技术和（或）组织病理学方法明确诊断，而"COEIN"为子宫非结构性改变。

表1-6　FIGO异常子宫出血（AUB）病因

PALM（结构性病因）		COEIN（非结构性病因）	
子宫内膜息肉	AUB-P	全身凝血功能障碍	AUB-C
子宫腺肌病	AUB-A	排卵障碍	AUB-O
子宫肌瘤	AUB-L	子宫内膜局部异常	AUB-E
子宫内膜恶变和不典型增生	AUB-M	医源性	AUB-I
		未分类	AUB-N

一方面，任何患者可有一个或多个引起AUB或与AUB有关的病因，诊断表达为单病因，如异常子宫出血-子宫肌瘤（黏膜下）；多病因，如异常子宫出血-子宫肌瘤，排卵障碍。

另一方面，已发现的疾病，例如子宫腺肌病或子宫肌瘤也可能不是目前AUB的原因，诊断表达为：异常子宫出血-排卵障碍，子宫肌瘤（浆膜下）。

二、AUB病因诊断流程

（一）了解异常出血的模式

准确获得病史是准确诊断及治疗的前提。

第一，首先要通过详细询问月经改变的历史，确认其特异的出血模式。

第二，应注意询问性生活情况和避孕措施，以除外与妊娠或产褥期相关的出血（必要时测定血HCG水平）。

第三，应注意区别酷似正常月经的出血和异常出血，并以近1~3次出血的具体日期进行核对。

第四，重点关注的应是自然月经而非药物诱发的人工月经。

（二）体检

初诊时全身及妇科检查不可或缺。

第一，及时发现相关体征，包括性征、身高、泌乳、体重指数、体毛、腹部包块等。

第二，确定出血来源，排除子宫颈、阴道病变，发现子宫结构的异常。

（三）辅助检查

第一，血常规检查、超声检查十分必要。

第二，酌情选择凝血功能、血HCG、甲状腺功能测定。

第三，推荐一线选择超声检查，可测得子宫内膜厚度，发现小型卵巢囊肿、PCO及宫腔占位；MRI不作为一线选择，但子宫腺肌病、子宫肌瘤可选择。

第四，若超声提示宫腔异常或未找到出血原因，宫腔镜检查有独到之处。宫腔镜直视下选择点活检的敏感性更高，并可进行治疗，可作为二线选择。

第五，对于45岁以上、怀疑子宫内膜病变的患者要取子宫内膜标本送病理检查。

三、AUB九类病因的临床表现、诊断与处理

（一）AUB-P

AUB病因中21%～39%为子宫内膜息肉。子宫内膜息肉是局灶性的子宫内膜过度增生，可单发或多发，发生机制尚不清楚，可能与激素水平、基因突变、细胞死亡、炎症刺激等有关。中年后、肥胖、高血压、使用他莫昔芬（又称三苯氧胺）的妇女容易出现。临床上70%～90%的子宫内膜息肉有AUB，表现为经间出血、月经过多、不规则出血、不孕，少数（0～12.9%）会有腺体的不典型增生或恶变。息肉体积大、高血压是恶变的危险因素，通常可经盆腔B超检查发现，最佳检查时间为周期第10天之前，确诊前需要在宫腔镜下摘除并行病理检查。

直径小于1 cm的息肉若无症状，1年内自然消失率约27%，恶变率低，可观察随诊。对体积较大、有症状的息肉推荐宫腔镜下摘除及刮宫（术后9年内复发率为2.5%～3.7%），而传统的刮宫（残留50%～80%）术后复发风险为3.7%～10.0%；对已完成生育或近期不愿生育者可考虑使用短效口服避孕药或左炔诺孕酮宫内缓释节育系统（LNG-IUS）以减少复发风险；对于多次复发且无生育要求者，建议行子宫内膜切除术；对恶变风险大者可考虑子宫切除术。

（二）AUB-A

子宫腺肌病可分为弥漫型及局限型（子宫腺肌瘤），主要表现为月经过多和经期延长，部分患者可有经间出血、不孕，多数患者有痛经。临床上可根据典型症状及体征、血CA125水平增高做出初步诊断，盆腔超声检查可辅助诊断，有条件者可行MRI检查，确诊前需要病理检查。

治疗视患者年龄、症状、有无生育要求决定，分药物治疗和手术治疗。对症状较轻、不愿手术者，可试用短效口服避孕药、促性腺激素释放激素激动剂（GnRH-a）治疗3～6个月，停药后症状会复发，复发后还可再次用药。近期无生育要求、子宫小于孕8周者也可放置LNG-IUS；对子宫大于孕8周者可考虑GnRH-a与LNG-IUS联合应用。年轻、有生育要求者可用GnRH-a治疗3～6个月之后酌情给予辅助生殖技术治疗。无生育要求、症状重、年龄大或药物治疗无效者可行子宫全切除术，卵巢是否保留取决于卵巢有无病变和患者意愿。有生育要求、子宫腺肌瘤患者可考虑局部病灶切除和GnRH-a治疗后再给予辅助生殖技术治疗。

（三）AUB-L

根据生长部位，子宫平滑肌瘤可分为影响宫腔形态的黏膜下肌瘤与其他肌瘤，前者最可能引起AUB。子宫肌瘤可无症状，仅在查体时被发现；但也常表现为经期延长或月经过多、流产及不育。黏膜下肌瘤引起的AUB较严重，通常可经盆腔B超、宫腔镜检查发现，可通过术后病理检查确诊。

治疗方案取决于患者年龄、症状严重程度、肌瘤大小、数目、位置和有无生育要求等。AUB合并黏膜下肌瘤的妇女，宫腔镜或联合腹腔镜肌瘤剔除术有明确的优势。对以月经过多为主、已完成生育的妇女，短效口服避孕药和LNG-IUS可缓解症状。有生育要求的妇女可采用GnRH-a、米非司酮治疗3～6个月，待肌瘤缩小和出血症状改善后自然妊娠，或进行辅助生殖技术治疗。对严重影响宫腔形态的子宫肌瘤可采用宫腔镜、腹腔镜或开腹肌瘤剔除术等。但这些治疗后肌瘤都可能复发。完成生育后，视症状、肿瘤大小、生长速度等因素酌情考虑其他治疗方式。

（四）AUB-M

子宫内膜不典型增生和恶变是AUB少见却重要的病因。子宫内膜不典型增生是癌前病变，随访13.4年癌变率为8%～29%。常见于多囊卵巢综合征（PCOS）、肥胖、使用他莫昔芬的患者，偶见于有排卵而黄体功能不足者，临床主要表现为不规则子宫出血，可与月经稀发交替发生。少数为经间出血，患者常有不孕。确诊需行子宫内膜活检病理检查。对于年龄≥45岁、长期不规则子宫出血、有子宫内膜癌高危因素（如高血压、肥胖、糖尿病等）、B超提示子宫内膜过度增厚回声不均匀、药物治疗效果不显著者应行诊刮并行病理检查，有条件者首选宫腔镜直视下活检。

子宫内膜不典型增生的处理应根据内膜病变轻重、患者年龄及有无生育要求选择不同的治疗方案。年龄>40岁、无生育要求的患者建议行子宫切除术。对年轻、有生育要求的患者，经全面评估和充分咨询后可采用全周期连续高效合成孕激素（如甲羟孕酮、甲地孕酮等）行子宫内膜萎缩治疗3～6个月后行诊刮加吸宫，以达到病理标本全面取样的目的。如内膜病变未逆转应继续增加剂量，3～6个月后再复查。如果子宫内膜不典型增生消失则停用孕激素后积极给予辅助生殖技术治疗。在使用孕激素的同时，应对子宫内膜增生的高危因素（如肥胖、胰岛素抵抗）同时治疗。子宫内膜恶性肿瘤诊治参照相关的临床指南。

（五）AUB-C

AUB-C包括再生障碍性贫血、各类型白血病、各种凝血因子异常、各种原因造成的血小板减少等全身性凝血机制异常。有报道，月经过多的妇女中约13%有全身性凝血异常。

凝血功能异常的除月经过多外，也可有经间出血和经期延长等表现。有些育龄期妇女由于血栓性疾病、肾透析或放置心脏支架后必须终生抗凝治疗，因而可能导致月经过多。尽管这种AUB可归为医源性范畴，但将其归入AUB-C更合适。月经过多患者须筛查潜在的凝血异常的线索，以下三项中任何一项阳性的患者提示可能存在凝血异常，应咨询血液病专家。

（1）初潮起月经过多。

（2）既往有出血病史，包括产后出血、外科手术后出血或牙科操作相关的出血。

（3）下述症状中具备两条或以上：每月1～2次瘀伤、每月1～2次鼻出血、经常牙龈出血、有出血倾向家族史。

满足（1）、（2）、（3）中任何一项即为筛查阳性，应作进一步评估，包括请血液科会诊和（或）进行血管性血友病因子和瑞斯托霉素辅因子的检测。

治疗应与血液科和其他相关科室共同协商，原则上应以血液科治疗措施为主，妇科协助控制月经出血。妇科首选药物治疗，主要措施为大剂量高效合成孕激素子宫内膜萎缩治疗，酌情可加用丙酸睾酮减轻盆腔器官充血。氨甲环酸、短效口服避孕药也可能有帮助。药物治疗失败或原发病无治愈可能时，可考虑在血液科控制病情、改善全身状况后行手术治疗。手术治疗包括子宫内膜切除术和子宫全切除术。

（六）AUB-O

排卵障碍包括稀发排卵、无排卵及黄体功能不足，主要是下丘脑-垂体-卵巢轴功能异常引起，常见于青春期、绝经过渡期，生育期也可因PCOS、肥胖、高催乳素血症、甲状腺疾病等引起。常表现为不规律的月经，经量、经期长度、周期频率、规律性均可异常，有时会出现大出血和重度贫血。

无排卵型AUB-O，大多发生于青春期和围绝经期。青春期生殖功能刚开始发育，雌激素正反馈未建立；而围绝经期是卵巢衰退过程，卵泡储备及对Gn敏感性降低，这两个时期都不能形成正常排卵。少数AUB-O也可发生于生殖期，机体受内外环境刺激（如劳累、应激、流产、手术或疾病等）可引起短暂无排卵。另外，肥胖、胰岛素抵抗、PCOS、HPRL、甲状腺功能异常等长期因素可引起持续无排卵。

无排卵型AUB-O，雌激素长期过度刺激、无拮抗，引起子宫血管增多、前列腺素形成，子宫内膜一氧化氮生成，造成子宫内膜增殖、增生。另外因为没有孕激素稳定和分化内膜，内膜脆性增加，容易发生不规则脱落出血。

诊断排卵最常用的手段是基础体温测定（BBT）、在下次月经前5～9天（相当于黄体中期）进行孕酮水平测定。同时应在早卵泡期测定血LH、FSH、催乳素（PRL）、雌二醇（E2）、睾酮（T）、促甲状腺素（TSH）水平以了解无排卵的病因。

治疗原则是出血期止血并纠正贫血，血止后调整周期预防子宫内膜增生和AUB复发，有生育要求者给予促排卵治疗。止血的方法包括孕激素子宫内膜脱落法、大剂量雌激素内膜修复法、短效口服避孕药或高效合成孕激素内膜萎缩法和诊断性刮宫。辅助止血的药物还有氨甲环酸等。根据患者年龄、血红蛋白水平、婚育史、合并疾病情况选择治疗方法。

调整月经周期的方法主要是后半期孕激素治疗，青春期及生育年龄患者宜选用天然或接近天然的孕激素（如地屈孕酮），每周期中应用10～14天，最少3个周期，有利于卵巢轴功能的建立或恢复。短效口服避孕药主要适合于有避孕要求的妇女。对已完成生育或近1年无生育计划者可放置LNG-IUS，可减少无排卵患者的出血量，预防子宫内膜增生。已完成生育、药物治疗无效或有禁忌证的患者可考虑子宫内膜切除术或切除子宫。促排卵治疗适用于有生育要求的无排卵患者，可同时纠正AUB，具体促排卵方法取决于无排卵的病因。

（七）AUB-E

若AUB发生在有规律且有排卵的周期，特别是经排查未发现其他原因时，可能是原发于子宫内膜局部异常所致。症状若仅是月经过多，可能为调节子宫内膜局部凝血和纤溶功能的机制异常；此外，还可仅表现为经间期出血或经期延长，可能是子宫内膜修复的分子机制异常，包括子宫内膜炎症、感染、炎性反应异常和子宫内膜血管生成异常。目前尚无特异方法诊断子宫内膜局部异常，主要基于在有排卵月经的基础上排除其他明确异常后而确定。

对此类非器质性疾病引起的月经过多，建议先行药物治疗，推荐的药物治疗顺序如下。

第一，LNG-IUS，适合于患此病近一年且无生育要求者。

第二，氨甲环酸抗纤溶治疗或非甾体类抗炎药（non-steroidal anti-inflammatory drugs, NSAID），可用于不愿或不能使用性激素治疗或想尽快妊娠者。

第三，短效口服避孕药。

第四，孕激素治疗，如炔诺酮5 mg，每日3次，从周期第5天开始，连续服用21天；或地屈孕酮每日20 mg，从月经第5天开始，连续服用20～21天。刮宫术仅用于紧急止血及病理检查。对于无生育要求者，可以考虑保守性手术，如子宫内膜切除术。

（八）AUB-I

AUB-I指使用外源性性激素、可能含雌激素的中药保健品、放置宫内节育器或由全身性或局部用药等医源性因素引起的AUB。突破性出血（BTB）指激素治疗过程中非预期的子宫出血，是AUB-I的主要原因。引起BTB的原因可能与所用的雌、孕激素比例不当有关。吸烟者激素浓度下降，易发生BTB；避孕药的漏服则引起撤退性出血。放置宫内节育器引起经期延长可能与局部前列腺素生成过多或纤溶亢进有关；首次应用LNG-IUS或皮下埋置剂的妇女6个月内也常会发生BTB。使用利福平、抗惊厥药及抗生素等也易导致AUB-I的发生。临床诊断需要通过仔细询问用药历史、分析服药与出血时间的关系后确定，针对病因治疗。因放置宫内节育器所致，治疗首选抗纤溶药物；应用LNG-IUS引起的出血可对症处理或期待治疗，做好放置前的咨询。有关口服避孕药引起的出血，首先应排除漏服，强调规律服用；若无漏服可通过增加炔雌醇剂量改善出血；必要时应用宫腔镜检查，排除其他病因。

（九）AUB-N

AUB的个别病例可能与其他罕见因素有关，如动静脉畸形、剖宫产术后子宫瘢痕缺损、子宫肌层肥大、慢性子宫内膜炎、未知因素等。目前尚缺乏完善的检查手段作为诊断依据；也可能存在某些尚未阐明的因素。故暂且将这些因素归于"未分类"（AUB-N）。

动静脉畸形所致AUB的病因有先天性或获得性（子宫创伤、剖宫产术后等）病因，多表现为突然出现的子宫大量出血。诊断首选经阴道多普勒超声检查，子宫血管造影检查可确诊，其他辅助诊断方法有盆腔CT及MRI检查。治疗上，对有生育要求的患者，出血量不多时可采用口服避孕药或期待疗法；对于出血严重的患者，首先维持生命体征平稳，尽早采用选择性子宫动脉血管栓塞术（有报道，术后妊娠率较低）。对无生育要求者，可采用子宫切除术。

剖宫产术后子宫瘢痕缺损所致AUB的高危因素包括剖宫产切口位置不当、子宫下段形成前行剖宫产手术及手术操作不当等，常表现为经期延长。推荐的诊断方法为经阴道超声检查或宫腔镜检查。治疗上，对无生育要求者使用短效口服避孕药治疗，可缩短出血时间；药物治疗效果不佳时，可考虑手术治疗。对于有生育要求者，孕前应充分告知有妊娠期子宫破裂风险。手术治疗包括宫腔镜下、腹腔镜下、开腹或经阴道行剖宫产子宫切口憩室及周围瘢痕切除和修补术。

第二章　妇科常见疾病的护理

第一节　闭经疾病患者的护理

一、护理评估

（一）健康史

详细记录病人的初潮年龄、月经周期、经期和经量。对青春期病人了解闭经发生的时间和经过、曾经接受过哪些治疗及疗效，并且依据闭经的年龄区分原发性和继发性的闭经，询问自幼生长发育过程中有无先天性缺陷或其他疾病，以及家族史；对生育期病人详细了解生育史，尤其是闭经前是否有产后大出血史，是否与产后并发症有关，发病前有无任何导致闭经的外界不良因素的刺激，如精神因素、环境改变或各种疾病和服药情况等。

（二）身心状况

对病人进行全身体格检查，了解其身高、体重、四肢与躯干的比例等发育状况，有无畸形；了解其五官生长特征，观察精神状态、智力发育、营养和健康状态。此外，重点检查妇科内外生殖器的发育，有无先天性缺陷、畸形，第二性征的发育是否正常，如毛发分布、乳房发育及有无乳汁分泌等。

虽然闭经病人常无不适的症状，但精神压力却较大。生殖器发育不良的青春期女性因忧虑今后不能成婚或不能生育而产生自卑感；已婚育的妇女因发病而致性欲下降，影响正常的性生活，害怕破坏夫妻感情而内疚。大多数病人都因病程较长或反复治疗效果不佳，甚至得不到亲人的理解而感到悲哀、沮丧，因而对治疗失去信心。严重的病人影响食欲、睡眠等，诸多的不良心情反过来更加重了病情。

二、护理诊断问题

（一）自我形象紊乱

自我形象紊乱是指患者害怕被其他人拒绝，与较长时期的闭经有关。

（二）功能障碍性悲哀

该现象主要表现为患者诉说闭经带来的压抑和沮丧，与治疗效果反复、亲人不理解有关。

（三）社交障碍

社交障碍患者自述无法获得满意的归属感，与闭经引起的自我概念紊乱有关。

（四）营养失调

低于机体的需要量。该症状主要表现为体重低于理想状态的20%，与不合理的节食有关。

三、护理计划与实施

（一）预期目标

（1）病人懂得闭经的发生、治疗效果与本人的精神状态有较密切的关系，逐渐克服自卑感，最终能战胜自我，重塑自我。

（2）病人家属理解闭经治疗的复杂性和病人的心情变化，学会更细微体贴地关心病人。

（3）病人懂得营养不良与闭经的关系，放弃不合理的节食，配合诊治方案。

（二）计划与实施

1.建立护患关系

表现出医护人员应有的同情心，取得病人的信赖，鼓励病人逐渐地袒露心声，如对治疗的看法、对自我的评价、对生活的期望及面临的困难等。

2.查找外界因素

引导病人回忆发病前不良因素的刺激，指导病人调整工作、生活节奏，建立病人认可的体育锻炼计划，增强适应环境改变的体能，学会自我排泄心理抑郁和协调人际关系的方法。

3.指导合理用药

病人领到药后，向其说明每个药物的作用、服法以及可能出现的副作用等，并具体写清服药的时间、剂量和起始日期，最后评价病人的掌握程度，直到其完全明白为止。

（三）健康指导

向病人讲解医学知识，耐心讲述闭经发病原因的复杂性、诊断步骤的科学性以及实施检查的阶段性，只有了解这些知识才能取得准确的检查效果，对查明病因是有利的。对有接受能力的病人，可用简图表示下丘脑–垂体–卵巢性腺轴产生月经的原理，用示意图说明诊断步骤、诊断意义和实验所需的时间，使病人理解诊治的全过程，能耐心地按时、按需接受有关的检查。

第二节 多囊卵巢综合征疾病患者的护理

一、护理评估

（一）病史

详细了解病史，如患者年龄、月经史、婚育史、以往健康状况，有无慢性疾病等。生育期患者重点了解患者月经是否正常，不孕和流产史，体重的变化，身体男性化体征变化等。

中老年患者重点询问患者有无生殖系统肿瘤和代谢障碍性疾病如糖尿病、高血脂、高血压等。

（二）身体评估

测量生命体征，了解是否有高血压；测量身高、体重，计算体重指数，了解是否超重或肥胖；了解月经量变化；观察身体毛发分布，有无毛发增多及男性化改变；评估有无男性化征象如声音低沉、喉结突出；评估皮肤，有无痤疮，有无片状、角化过度，呈灰棕色的后天性黑棘皮症病变。了解患者内分泌激素水平，如血清睾酮、双氢睾酮、雄烯二酮、雌二醇、LH、FSH、胰岛素，尿17-酮皮质类固醇等，了解血脂水平。基础体温是否表现为持续的单相型。超声检查了解卵巢大小、血量状况，有无成熟卵泡及排卵迹象，子宫大小及子宫内膜变化。诊断性刮宫了解子宫内膜增生或增殖改变，有无分泌期变化。腹腔镜检查了解卵巢大小、被膜变化、有无新生血管等。

（三）心理社会评估

了解患者对身体改变（如痤疮、肥胖、毛发分布改变、声音改变、喉结）的看法。患者可能对自身的改变不理解，有焦虑恐惧心理。了解患者的家庭结构，是否结婚、生育，对不孕妇女了解患者和配偶对生育的看法。了解疾病对家庭结构及性生活的影响。治疗时间长，效果不佳严重影响患者对疾病的信心。了解患者家庭及配偶对疾病的看法及对患者的支持程度。

二、护理诊断

（1）焦虑，与月经失调、不孕有关。

（2）自我形象紊乱，与超重、肥胖、多毛、痤疮等男性化特征出现有关。

（3）知识缺乏，缺乏多囊卵巢综合征疾病相关知识。

三、护理措施

（一）改善生活方式

多囊卵巢综合征患者中40%～60%体重指数（BMI）>25，因此针对超重和肥胖的患者，需要控制体重。肥胖的发生与多囊卵巢综合征存在相互促进的作用，肥胖患者的胰岛素抵抗及高胰岛素血症促进多囊卵巢综合征的发展。有效控制体重有利于降低胰岛素水平，改善胰岛素抵抗状态。

（二）正确服用药物

治疗多囊卵巢综合征的药物对患者的内分泌激素水平有较大的影响。因此，在给患者服药时，需要仔细查对，注意药物剂量。患者的治疗是一个长期的过程，患者服药时间长，需要定期检测血液激素水平，观察治疗效果。给患者服用糖尿病药物时，需要定期监测血糖，防止低血糖的发生。

（三）心理护理

多囊卵巢综合征常始于青春期，由于肥胖、月经紊乱、痤疮、多毛等给青春期患者带来巨大的心理压力。需要及时与患者沟通，对患者进行疾病知识的宣教，使患者了解到这些身体变化都是由疾病引起的，只要经过积极的治疗，就能改善。生育期的患者由于不孕也会导致巨大心理压力，了解患者及家属对不孕的看法，向患者及家属解释不孕的原因，坚持治疗的重要性，减轻患者的焦虑水平，增加其治疗的依从性。

（四）观察远期并发症

患者由于长期偏高的雌激素水平导致卵巢癌、子宫内膜癌和乳腺癌发病率增加。因此需要交代患者定期进行妇科检查，及早发现，及早治疗。中老年多囊卵巢综合征患者由于长期的代谢障碍容易导致糖尿病、心血管疾病如高血压等。因此，针对中老年患者需要严格控制体重、血压、血糖、血脂等水平，定期检测血糖、血压、血脂、心功能等，及早发现这些并发症，及时治疗。

（五）健康教育

多囊卵巢综合征始于青春期，治疗不及时、不坚持长期治疗对患者的健康影响大。因此，需要对患者进行疾病知识的宣教，使患者意识到坚持治疗的重要性。治疗药物对患者内分泌影响大，教育患者定期检测血液中激素和血糖、血脂等水平，及时调整服药剂量。教育患者改变生活方式，加强体育锻炼，控制体重。针对中老年患者，做好心血管疾病及内分泌代谢疾病方面的知识教育。

第三节　早发性卵巢功能不全疾病患者的护理

针对早发性卵巢功能不全患者，应当根据其实际情况实施精心护理。

一、知识讲解

引导患者正确认识 POF 的具体表现以及原因等，让患者明确疾病的后果。引导其以平和心态面对疾病，保持乐观情绪。教育其积极参加健康体检，及时了解自己的身体变化情况，出现不适症状，及时到医院就诊，不能延误病情。

二、心理干预

针对患者的实际情况实施心理干预，帮助其缓解和排除负性心理，积极配合医师进行治疗，严格遵照医嘱用药等。针对患者的不良情绪，引导其实施自我调节，如在舒缓音乐条件下进行有意识的放松训练，有效缓解紧张情绪；引导患者控制情绪，学会换位思考，多在意别人的感受，对心理健康进行自我监控；引导患者的家属和身边人理解并尊重患者，尤其是当患者表现出明显的激动情绪时，不要埋怨甚至责骂患者，应帮助其树立信心、克服困难，积极地在精神上给予鼓励，多参加户外活动，愉悦身心；引导患者寻找适合自己的情绪发泄渠道，针对患者的心理要求、生理特点制定措施，建议家庭积极为患者创造一个充满温暖的家庭环境。

三、饮食护理

指导患者调整饮食结构，多补充钙、铁等微量元素，多摄入维生素，膳食均衡。

四、健康教育

对患者疾病知晓率进行评估，同时对患者疾病治疗认知度进行评估，通过集中讲授、发放宣传材料、一对一宣教等多种方式开展健康教育，确保每位患者均了解疾病及治疗知识，以纠正其错误认识，提高治疗自信心。

第四节　异常子宫出血疾病患者的护理

一、护理评估

（一）健康史

（1）评估患者月经改变的历史，确认其特异的出血模式。

（2）评估患者性生活情况和避孕措施，以排除妊娠或产期相关出血，必要时测定血hCG水平。

（3）评估患者目前工作、学习、生活情况，有无意外事件、精神紧张、忧虑、过度劳累、气候和环境骤变等对性腺轴不良刺激情况。

（4）评估患者异常子宫出血的表现，如出血持续时间、出血性状、出血量、经期长短、发病时间及经过。

（5）评估患者有无生殖系统相关的慢性疾病，如肝病、血液病、高血压、代谢性疾病（甲状腺功能亢进、肾上腺或垂体疾病）。

（二）身体评估

及时发现相关体征，如性征、身高、泌乳量、体重、体毛、腹部包块等，有助于确定出血来源，排除子宫颈、阴道病变，发现子宫结构异常。

（三）辅助检查

（1）诊断性刮宫简称诊刮，其目的包括止血和明确子宫内膜病理诊断，不规则流血或大量出血者可随时刮宫；需了解卵巢排卵功能或子宫内膜增生程度时，在经前期或月经来潮后6小时内刮宫；需了解子宫内膜脱落情况时，在月经第5日刮宫。

（2）超声检查，了解子宫大小、形状，宫腔内有无赘生物，子宫内膜厚度。

（3）基础体温测定BBT呈单相型，提示无排卵。

（4）宫腔镜检查直视下选择病变区进行活检，诊断价值高。尤其可排除早期宫腔病变如子宫内膜息肉、子宫黏膜下肌瘤、子宫内膜癌等。

（5）激素测定情检查FSH、LH、E及P。确定有无排卵，可测定血清孕酮和尿孕二醇。疑高催乳激素血症查PRL。

（四）心理社会因素

（1）青春期患者因害羞及怕影响学业，不能及时就诊，长期大量出血易产生焦虑和无助感。另外，患者能否最终建立正常的月经周期，与病程长短有关。发病在4年以内建立正常周期者占63.2%，病程超过4年者较难痊愈，可能合并多囊卵巢综合征。

（2）育龄期异常子宫出血患者总是持观望态度，往往因严重贫血晕倒后才被家属急送医院。有些患者住院治疗期间不仅怕影响工作，还有经济压力，也有担心家中无人照顾而不能安心治疗。排卵障碍性异常子宫出血患者担心生育问题，使用促排卵治疗后妊娠生育可能性很大。

（3）子宫内膜非典型增生或子宫内膜息肉的异常子宫出血可发生恶变，患者担心疾病预后。除外恶变后需密切随诊观察。

二、护理诊断

（一）精神困扰

精神困扰指对治疗的道德和伦理方面的含义产生怀疑，与心身发育尚未成熟有关。

（二）照顾者角色障碍

照顾者角色障碍是指照顾者感到与自己在生活中担任的角色有冲突，与照顾者健康欠佳、应对方式有关。

（三）知识缺乏

患者由于缺乏对疾病的认识而表现出反复、过分地寻求咨询，与错误理解信息有关。

（四）潜在的并发症

潜在的并发症主要指失血性休克，与长期月经紊乱有关。

（五）有感染的危险

感染危险与严重贫血、第二道防线不完善、月经淋漓不尽、未修复的内膜过久地暴露于环境的机会增加等有关。

三、护理措施

（一）一般护理

（1）评估患者年龄、受教育程度、体型、体温、脉搏、呼吸、血压、面色、自理能力。

（2）评估患者异常子宫出血的表现，如出血量、性状。发病时间及发病前有无停经史。

（3）每日保留会阴垫，观察出血及治疗情况。保持床单位清洁，每日流动水冲洗外阴，防止逆行感染。

（4）注意病室通风，保持空气新鲜，创造良好的休养环境，制定合理的作息时间。

（5）鼓励摄高蛋白、高维生素C、高铁剂饮食。

（6）遵医嘱准确给予药物并正确指导。

（二）心理护理

（1）加强护患沟通，了解患者顾虑，适时进行有关异常子宫出血知识的宣教。向青春期排卵功能障碍出血患者及家属强调尽早治疗有利于月经恢复正常周期。育龄期患者中未育者用促排卵药后妊娠生育可能性很大，已育者要定期到医院随诊。绝经过渡期的患者在除外恶变后可定期随诊观察。

（2）向入院患者介绍病室环境、主管医生和护士，消除其陌生感。

（3）协助生活护理，使患者感到温暖和关怀。

（4）创造交流的空间，每日定时开放探视，使患者心情愉快。

（三）治疗护理

1.术前护理

（1）协助完善术前相关化验及各项检查，了解患者既往史、现病史、目前状况、过敏史、月经史及婚孕史。

（2）评估患者有无禁忌证，监测生命体征。

（3）诊刮术前护理：有阴道出血者，单纯清洗外阴。术前4小时禁食、水。备齐手术用物，包括负压吸引装置及氧气全套；清洁负压吸引器瓶。关闭门窗、调节室温及手术床。核对患者，嘱其排空膀胱进手术室。注意给患者保暖，协助其采取正确体位。

2.术中护理

（1）有阴道出血者，用碘伏溶液清洗外阴。

（2）建立静脉通路，遵医嘱常规给予盐酸派替啶50 mg、盐酸异丙嗪注射液

25 mg静脉慢推。

（3）严格执行无菌技术操作，配合医生手术，遵医嘱准确给药。

（4）术中指导患者配合方式，减轻痛苦，避免出现意外。随时安慰患者，密切观察术中患者的反应，倾听主诉，监测生命体征。如出现面色苍白、出冷汗，立即报告医生，暂停操作，并给予吸氧，待异常情况排除后方可继续。

3.术后护理

术后清理用物，协助医生正确留取标本，将患者安全送回病房。卧床休息并观察4小时，暂不进食、水。加强巡视、监测生命体征，密切观察患者面色、腹痛、子宫收缩情况，阴道有无出血及其性状，注意倾听患者主诉。必要时及时通知医生。严格无菌操作，遵医嘱给予抗生素预防感染。保持外阴清洁，用清水每日冲洗外阴并更换内裤、卫生巾或卫生垫，及时更换被污染的被服。鼓励患者尽早取半卧位或下地活动，排出宫腔内积血。

（四）健康指导

（1）遵医嘱按时、按量准确服药，不随意停药或漏服药，稳定的血药浓度可避免造成意外的阴道出血。

（2）大剂量性激素止血不宜频繁使用，对存在血液高凝状态或有血栓性疾病患者应禁用。

（3）出血量多时，卧床休息，避免过度劳累、剧烈运动，保存体力，防止摔伤；重度贫血者需输血。

（4）出血期可遵医嘱使用促凝血、抗纤溶药物，促进止血。

（5）加强营养，增加蛋白质、维生素C、铁剂的摄入量。如青春期患者可多食猪肝、禽类，更年期患者可多食鱼虾、新鲜水果和蔬菜等低胆固醇高铁剂的食品，尽可能地在短期内纠正贫血。

（6）保持外阴清洁，每日用流动水进行冲洗。勤换内裤、卫生巾（卫生垫），以防逆行感染。

（7）腹腔镜术后患者注意监测体温的变化，注意伤口有无红肿、硬结、渗液，出现异常及时就诊。

（8）手术治疗的患者术后禁盆浴、同房1个月。

第三章 儿童常见疾病

第一节 肺出血

肺出血是儿童时期威胁生命的急危重症之一，导致肺出血原因众多，各年龄阶段儿童均可受累。临床表现通常为咯血、呼吸困难及发绀，出血量大时可导致窒息和休克，如不及时处理将导致死亡。反复发作的肺出血可并发慢性肺纤维化，影响患儿肺功能。

一、病因

肺出血的病因可分为原发性肺出血和继发性肺出血。原发性肺出血包括与牛奶过敏有关的肺出血、抗肾小球基膜抗体导致的肺出血及特发性肺出血。继发性肺出血往往继发于其他疾病，如感染、中毒、异物及自身免疫性疾病等。儿童期肺出血的主要病因见表3-1。

表3-1　儿童期肺出血的主要病因

原发性肺出血	继发性肺出血
牛奶过敏性肺出血	缺氧：围生期窒息、低体温、寒冷损伤等
抗肾小球基膜抗体导致的肺出血	凝血功能障碍
特发性肺出血	感染：细菌、真菌、寄生虫、病毒
	支气管扩张症、囊性纤维化伴感染
	创伤：异物、肺挫伤
	心血管疾病：肺静脉压增高、动静脉畸形、肺栓塞、肺梗死
	肺血管炎
	自身免疫性疾病
	免疫复合物疾病
	中毒（青霉胺、咖啡因）
	肺肿瘤

（一）缺氧

缺氧是导致新生儿肺出血的主要病因。围生期缺氧、低体温或寒冷损伤均可导致肺毛细血管痉挛，肺组织缺氧，继而产生大量氧自由基，损伤肺血管和肺泡，导致肺出血。早产儿及低出生体重儿机体内抗自由基系统发育不完全，一旦发生缺氧或感染，肺血管内皮细胞更易受氧自由基损伤。

（二）全身凝血功能障碍

弥散性血管内凝血（disseminated intravascular coagulation, DIC）、血小板减少等可引起全身凝血功能障碍，导致肺出血。

（三）感染

细菌、真菌或寄生虫感染可导致肺泡内大量吞噬细胞浸润，激活补体和细胞因子，产生大量氧自由基损伤肺毛细血管及肺泡。肠道病毒EV71感染可导致中枢肾上腺能神经兴奋，体循环血管收缩，肺循环血量增加，导致神经源性肺水肿及肺出血。

第一，免疫性肺毛细血管炎。免疫复合物或自身抗体可介导肺部毛细血管炎症，导致毛细血管通透性增高、肺泡损伤、肺出血。

第二，异物、创伤或肿瘤损害肺血管致肺出血。

第三，中毒、药物、化学性和细胞毒制剂损伤肺毛细血管及肺泡，致弥漫性肺出血。

第四，心血管疾病。包括二尖瓣狭窄、肺动脉高压、毛细血管扩张症、肺动静脉畸形等可导致肺血管破坏或肺部血液循环发生改变而诱发肺出血。左向右分流的先天性心脏病的左心容量负荷增加，可导致充血性心力衰竭、肺水肿及肺出血。

二、病理及病理生理

（一）病理

根据出血范围，肺出血可分为局灶性肺出血和弥漫性肺出血。肺肿胀外观可呈现深红色，镜检可见肺泡和肺间质出血，肺泡结构破坏，毛细血管扩张充血。局灶性肺出血往往与病原微生物感染、异物或肺血管畸形有关。弥漫性肺出血的病理学特征是肺泡出血，在支气管灌洗液、胃液及肺泡内肺间质中可见负载含铁血黄素的巨噬细胞，肺泡毛细血管壁纤维素样坏死，肺泡间隔毛细血管闭塞，肺泡间隔纤维化，肺间质白细胞浸润，白细胞碎裂，肺泡上皮及杯状细胞增生，肺间质可见纤维增生。不同病理类型肺出血的主要疾病见表3-2。

表3-2 不同病理类型肺出血主要疾病

局灶性肺出血	弥漫性肺出血
肺炎	特发性肺含铁血黄素沉着症
细菌：金黄色葡萄球菌，铜绿假单胞菌	Heiner综合征
真菌-曲霉病，毛霉病	Wegener肉芽肿病
病毒：流感病毒	系统性坏死性血管炎
特殊病原菌：结核分枝杆菌	Goodpasture综合征

续表

局灶性肺出血	弥漫性肺出血
异物	系统性红斑狼疮
肺挫伤	抗磷脂抗体综合征
慢性炎症：囊性纤维化	过敏性紫癜
支气管扩张症	心血管疾病
肺动静脉畸形	肺静脉高压
肝肺综合征	三尖瓣狭窄
Glenn分流术	艾森门格综合征
肿瘤	先天性肺静脉闭锁/狭窄
支气管腺瘤	先天性肺动脉闭锁，发育不良，狭窄
喉气管乳突状瘤	肺毛细血管扩张症
转移性肿瘤	—
血管瘤	—
肺梗死	—
先天性前肠畸形	—
支气管囊肿	—
重复囊肿	—
肺隔离症	—

（二）病理生理

肺出血可导致肺内气体交换障碍，影响肺通气和肺换气功能。根据肺出血量大小，患儿可表现为不同程度的呼吸困难和低氧血症。在反复发作的弥漫性肺出血，如Wegener肉芽肿病、系统性坏死性血管炎及特发性肺含铁血黄素沉着症等，疾病可以继续进展导致肺纤维化及限制性通气障碍。大量的肺出血可导致呼吸功能迅速恶化，出现严重缺氧、高碳酸血症及呼吸性酸中毒而使患儿迅速死亡。

三、临床症状及体征

（一）咯血

儿童期肺出血通常有咯血征象，发病可呈慢性、隐匿性，亦可急性爆发，咯血量不等，从痰中带血到致命性大咯血，咯血量与肺出血严重程度不一定相关。新生儿及婴儿咳嗽反射弱，临床上往往没有咯血症状而表现为口鼻腔中有血性液体流出，或气管导管内吸出血性液体。

（二）呼吸困难，发绀

肺泡内出血导致通气/血流值失调，患儿可出现呼吸困难、发绀，甚至发生呼吸衰竭。患儿呼吸增快，或在原发疾病症状基础上临床呼吸困难突然加重。查体双肺可闻及弥漫性爆裂音。

（三）贫血

急性肺出血可伴发失血性贫血，血红蛋白及血细胞比容降低。慢性肺出血主要表现为缺铁性小细胞低色素贫血，患儿同时伴有面色苍白、乏力、运动不耐受及生长发育停滞等症状。

（四）其他症状

大量出血可导致休克，反复发作的肺出血可导致肺纤维化，患儿往往有杵状指（趾）等慢性缺氧表现。视原发疾病可伴有呼吸系统外多种临床表现，肺结核所致肺出血患儿有咳嗽、盗汗、低热及消瘦等表现，系统性红斑狼疮（systemic lupus erythematosus, SLE）患儿可发生全身器官损害，Goodpasture综合征患儿可在肺泡出血后发生肾脏损害等，Wegener肉芽肿患儿可伴有鼻炎及喉软骨损害。

四、辅助检查

（一）影像学检查

1.胸部X线检查

局灶性肺出血胸片可表现为局部融合小结节，高密度实变影，不连续的团状影或肺膨胀不全。弥漫性肺出血急性期及早期通常表现为肺门周围及肺底部对称性毛玻璃样改变，伴支气管充气影，肺尖部和肋膈角不受累，心影正常，肺血管充血不明显。继发于血管炎的弥漫性肺出血可以呈现非对称性或斑片状分布阴影。急性弥漫性肺泡出血的胸片特征是2~3天内阴影被快速吸收，2周内胸部X线片转为正常。反复发作的肺出血可导致肺间质纤维增生，胸片呈现网状结构。

2.胸部CT

某些弥漫性肺出血及支气管扩张症患者的胸片可能是正常的，因此临床考虑肺出血但胸片无明显出血征象的患儿需完善胸部CT检查。大多数局灶性肺出血在胸部CT上均有异常表现，CT可以指导支气管镜检查、细菌学和组织学采样，为支气管扩张症或肺动静脉畸形导致的大量出血的栓塞治疗提供参考。急性弥漫性肺出血的CT表现为毛玻璃样阴影或实变影，在肺出血亚急性阶段，高分辨CT可显示遍布肺实质的小叶中心密度增高影，反映支气管血管壁增厚；肺血管炎CT表现为中心小叶血管周围影。

3.血管造影

血管造影最有价值的作用是对囊性纤维化、肺动静脉畸形或支气管扩张症所致大量咯血患者异常出血的血管进行栓塞治疗。血管造影可以显示肺动静脉畸形、支气管血管或支气管肺吻合异常的血管连接，以及支气管扩张症和囊性纤维化中的动静脉分流。

4.放射性核素显像

同位素标记物如^{99m}Tc标记红细胞和^{99m}Tc标记硫磺胶体可以检测活动性肺出血。注射放射性示踪剂后，血池影像显示与活性出血相关的肺内活性增加。^{99m}Tc标记硫磺胶体体内半衰期短，^{99m}Tc标记红细胞半衰期较长。放射性成像一般在注射放射性示踪剂后12~24小时进行。放射性核素显像技术可以用于Goodpasture综合征、特发性肺含铁血黄素沉积症及出血性肺炎的辅助检查。

5.磁共振成像（MRI）

由于三价铁的顺磁性，肺泡和间质内含有含铁血黄素的巨噬细胞导致T_2缩短。肺含铁血黄素沉积症MRI特征为T_1加权像增强，而T_2加权像缩短。MRI可能在诊断复杂性肺出血疾病如SLE合并肺出血中起到较好的作用。MRI可以用来评估心血管异常及外科分流术相关的肺出血。MRI在诊断肺动静脉闭锁或狭窄及评估外科分流程度方面优于超声心动图。

（二）诊断性试验

1.一氧化碳弥散量检测

一氧化碳弥散量检测是指在每肺泡一氧化碳驱动压下的一氧化碳摄取率。它是肺泡膜弥散性能及肺血管成分的函数，又是功能肺泡容量单位的反映。肺出血时肺泡内血红蛋白含量增高，一氧化碳同肺泡内血红蛋白结合增加导致一氧化碳弥散量增加。

2.纤维支气管镜检查

如果影像学和实验室检查不能确定肺出血和出血部位，可以对患儿行纤维支气管镜检查。纤维支气管镜可以取出异物，获得组织样本并行病理活检和微生物检查，通过纤维支气管镜行支气管肺泡灌洗可以确定弥漫性肺出血及出血范围。出现症状后48小时内行纤维支气管镜检查价值最大，如果灌洗液为非外伤引起的血性液体，且有3个以上不同肺亚段回收液均为相同的血性液体，支持弥漫性肺出血诊断。肺泡灌洗液中的负载肺含铁血黄素的巨噬细胞计数对诊断有价值，尤其对无咯血或支气管灌洗液未发现出血者意义更大。

3.组织活检

必要时可行肺、肾脏或鼻活检明确肺出血病因。活检部位的选择取决于具体疾病，如临床怀疑Wegener肉芽肿可进行鼻或鼻窦活检；怀疑Goodpasture综合征和胶原血管病可行肾活检。

4.病原学检查

如考虑感染所致肺出血应行相关微生物培养，明确病因。

（三）血液学和血清学检查

血常规提示贫血，缺铁性小细胞低色素贫血往往提示弥漫性肺出血。出凝血时间、血液生化、肾功能、动脉血气分析、血清补体及抗体检测等有助于明确肺出血病因。抗体检查包括抗核抗体、抗双链抗体、抗中性粒细胞抗体、抗基膜抗体和抗磷脂抗体等。系统性红斑狼疮伴肺出血患儿可有高滴度抗核抗体和抗双链DNA抗体，同时伴有补体水平降低。Goodpasture综合征的循环抗基膜抗体阳性。

五、诊断及鉴别诊断

（一）诊断

1.首先明确是否为肺出血

临床上出现咯血、呼吸困难，伴或不伴贫血即可诊断肺出血。

2.明确局灶性肺出血或弥漫性肺泡出血

局灶性肺出血一般由感染、异物或肿瘤所致，弥漫性肺出血病因可为免疫性或特发性。局灶性肺出血胸片表现为局部融合小结节，高密度实变影，不连续的团状影或肺膨胀不全。胸部X线片和CT提示广泛肺泡弥漫浸润影，支气管肺泡灌洗液或胃液病理学检查可见负载含铁血黄素的巨噬细胞即可诊断为弥漫性肺出血。

3.明确肺出血病因

根据病史、体征及相应的实验室检查明确病因。临床上有长期低热、盗汗、咳嗽伴咯血者应考虑肺结核；发热、手足及口腔疱疹合并肺出血考虑EV71病毒感染；如肺出血合并肾脏损害，临床上应考虑Goodpasture综合征；肺出血合并鼻炎和鼻旁窦炎可能是Wegener肉芽肿。辅助检查抗自身中性粒细胞胞质抗体阳性提示Wegener肉芽肿，抗GBM抗体阳性提示Goodpasture综合征，纤维支气管镜肺活检、外科肺活检、肾活检等能明确病因。

（二）鉴别诊断

首先与呕血相鉴别。呕血常为暗红色或咖啡色，含食物残渣，患儿无明显呼吸困难。其次与鼻咽部出血鉴别，鼻咽部出血检查鼻咽部可发现出血灶。

六、治疗

早期发现积极干预能改善大量肺出血的预后，否则可能发生死亡。供氧和正压通气是重要的治疗手段。注意维持血压和血细胞比容。评价凝血功能，必要时可以用新鲜冷冻血浆或凝血因子纠正凝血功能。如果发生心力衰竭可以使用升压药及利尿剂。在临床上具有显著肺出血时可以使用肺表面活性物质作为辅助治疗。

（一）一般性治疗

卧床休息，头部抬高15°~30°，保持呼吸道通畅，必要时给予镇静治疗。对所有急性起病的肺出血，应尽快控制出血，稳定病情，抑制疾病进展。咯血量一次超过100 mL、咯血伴面色苍白、呼吸急促、发绀、咯血伴窒息症状可认为是急性大咯血。临床考虑大咯血时应迅速抢救患儿，迅速开放气道，吸痰及吸血，保持呼吸道通畅，防止窒息，并做气管插管及机械通气准备，为下一步治疗抢得时机。

（二）呼吸支持

1.吸氧

有发绀、缺氧症状患儿需要吸氧治疗，维持组织有效的血氧供给。

2.机械通气

严重肺出血时需要行气管插管，呼吸机辅助通气治疗。

（1）气道管理：严格掌握吸痰适应证，肺出血时需要较高的呼气终末正压（positive end expiratory pressure, PEEP）压迫止血，频繁吸痰可降低PEEP，并可使肺出血加重。

对于肺出血病例，不需要进行常规气道内吸引。若痰液或血凝块阻塞气道时，需行气道内吸引，肺出血止血关键在于适宜的PEEP。当临床需要行气道内吸引时，两次气道内吸引之间最好不要使用复苏囊进行人工呼吸，而应采用呼吸机的手动通气保证高PEEP通气。

（2）常频通气：压力控制模式能较好地控制气道压力，减少肺压力损伤。正压通气和呼气终末正压是治疗肺出血的关键措施。呼吸机初始参数一般设置为PIP 20~25 cmH$_2$O，PEEP 10~15 cmH$_2$O，FiO$_2$ 60%~80%，RR 20~30次/分，I/E 1：（1.5~1.8），潮气量6~8 mL/kg。新生儿呼吸机初始参数可选择PIP 25~30 cmH$_2$O，PEEP 6~8 cmH$_2$O，FiO$_2$ 60%~80%，RR 35~45次/分，I/E 1：（1.0~1.5）。根据患儿临床状况调整呼吸机参数，对于严重肺出血患儿的呼吸机参数调整不宜操之过急。

（3）高频通气：与常频机械通气相比，小潮气量、高频率通气方式可以减少气道中压力波动，减少压力相关性肺损伤。

（4）呼吸机撤离适应证：已过疾病急性期；原发病引起的体温恢复正常；肺部感染好转或控制；无镇静、麻醉药使用情况下有自主呼吸、咳嗽、吞咽反射存在；低呼吸机参数状态下血气分析正常；无须血管活性药物维持下血压正常；胸片好转。

3.体外膜肺

肺出血并发呼吸衰竭及严重低氧血症，常规机械通气不能缓解时可考虑体外膜肺氧合治疗。

（三）止血治疗

对有凝血功能障碍者需补充凝血因子或血浆。

药物治疗。气管内及静脉内可分别注入血凝酶0.3～0.5 U。大龄儿童可输注垂体后叶激素，垂体后叶激素通过迅速收缩肺小动脉，减少肺血流量而止血。推荐剂量每次5～15 U，加生理盐水10～20 mL缓慢静脉滴注，必要时血凝酶4～6小时可重复使用。如果出现面色苍白、大汗应减慢注射速度，心功能不全及高血压患儿禁用。

支气管镜或血管介入栓塞疗法止血。如呼吸机辅助通气后仍有明显肺出血，在积极使用止血药的同时有条件地应用支气管镜以明确出血部位及止血。通过介入治疗方法进行栓塞止血，此法对肺血管畸形所致出血的止血效果较好。

（四）治疗原发病

肺炎所致肺出血需使用抗生素治疗。与免疫有关的肺出血需应用糖皮质激素及免疫抑制剂治疗。急性期可采用大剂量激素冲击治疗，病情好转后逐步减量口服激素维持治疗。血浆置换疗法，有利于清除血浆抗体、保护肾功能、减轻肺出血。伴有肾衰竭者必要时行透析治疗。肺血管炎可临床静脉滴注丙种球蛋白治疗。

（五）并发症治疗

1.控制感染

对于免疫性肺泡出血，应用皮质类固醇和免疫抑制剂治疗时，极易并发感染而导致患儿死亡，因此控制感染非常重要。治疗中还应注意药物的不良反应。

2.输血

严重出血及出血导致血流动力学异常时需输血治疗。

第二节　儿童支气管哮喘

支气管哮喘是儿童时期最常见的慢性呼吸道疾病，严重影响了儿童的健康和生长发育。它是一种以气道慢性炎症和气道高反应性为特征的异质性疾病，以反复发作的喘息、咳嗽、胸闷、气促为主要临床表现，常在夜间和（或）凌晨发作或加剧。呼吸道症状的具体表现形式和严重程度具有随时间变化的特点，并常伴有可变的呼气气流受限。

一、病因机制

（一）气道炎症

气道炎症是由炎症细胞（如嗜酸性粒细胞、肥大细胞、T淋巴细胞、中性粒细胞等）、结构细胞（如气道平滑肌细胞、上皮细胞等）、炎症介质和细胞因子（如IL–4、IL–5、IL–10、IL–13等）共同参与并相互作用的结果。

（二）免疫机制

体液免疫和细胞免疫均参与哮喘的发病，其中辅助性T细胞1、辅助性T细胞2（Th1/Th2）失衡，Th2细胞过度活化是哮喘发病及炎症持续存在的主要免疫学基础。

（三）其他

过敏体质、气道神经受体功能失调、气道高反应性、多基因遗传、神经信号转导等也成为哮喘发病的诱因。

二、临床表现与辅助检查

（一）临床表现

反复发作的喘息、咳嗽、胸闷、气促是典型支气管哮喘的主要临床表现。发作可呈隐匿性或急性，常有诱因，症状在夜间和（或）凌晨发作或加剧，可以自行缓解。同时患儿可伴鼻痒、流涕、喷嚏、流泪、眼痒等黏膜过敏症状，或有哮喘等过敏性疾病家族史。典型哮喘的呼吸道症状具有以下特征。

1.诱因多样性

哮喘常有上呼吸道感染、变应原暴露、剧烈运动、大笑、哭闹、气候变化、接触物理或化学刺激因素等诱因。

2.反复发作性

当遇到诱因时哮喘突然发作或呈发作性加重。

3.时间节律性

哮喘常在夜间及凌晨发作或加重。

4.季节性

哮喘常在秋冬季节或换季时发作或加重。

5.可逆性

支气管舒张药物通常能够缓解症状，可有明显的缓解期。

典型哮喘发作时患儿烦躁不安、呼吸增快、呼吸困难、鼻翼扇动、发绀、呼气相延长，双肺可闻及散在或弥漫性、以呼气相为主的哮鸣音，严重患儿可出现心率增快、奇脉、胸腹部矛盾运动等症状。当气道广泛阻塞，哮鸣音反而可能消失，称为"沉默肺"，是哮喘最危险的体征。

部分患儿仅表现为长期慢性或反复咳嗽而无喘息，无呼吸道感染征象，经较长时间抗生素治疗无效而抗哮喘药物诊断性治疗有效，支气管激发试验阳性称为咳嗽变异性哮喘（cough variant asthma, CVA）。

哮喘发作时经常规药物治疗后仍有严重或进行性呼吸困难者，称为哮喘持续状态，除哮喘常见症状外还有大汗淋漓、意识障碍、端坐呼吸、严重发绀、心肺功能不全等表现，如支气管阻塞未及时缓解可迅速发展为呼吸衰竭，甚至威胁生命，因此应立即处理。

（二）辅助检查

1.肺通气功能检测

肺通气功能检测是儿童支气管哮喘诊断、疗效判断的客观指标。哮喘患儿表现为阻塞性通气功能异常，即第1秒用力呼气容积（FEV_1，正常≥80%预计值）降低。对疑诊哮喘儿童，如出现肺通气功能降低，可进行支气管舒张试验，评估气流受限是否可逆；如果肺通气功能未见异常，则可考虑进行支气管激发试验，评估其气道反应性。

2.变应原检测

变应原检测可了解患儿的过敏状态，协助哮喘诊断；帮助发现导致哮喘发生及加重的个体危险因素，制订环境干预措施和确定变应原特异性免疫治疗方案。可采用变应原皮肤点刺试验（skin prick test, SPT）或血清变应原特异性IgE测定等方法进行检测。需注意，过敏状态检测阴性不能排除哮喘的诊断。

3.胸部影像学检查

胸部影像学检查主要用于鉴别诊断，对反复喘息、咳嗽的儿童怀疑哮喘以外的其他疾病，如呼吸道慢性感染（如肺结核）、气道异物及其他有影像学检查适应证的疾病时，根据临床线索选择进行胸部X线片或CT检查。

4.其他

气道炎症指标检测（如呼出气一氧化氮、诱导痰检测等）、支气管镜检查等对哮喘的鉴别诊断、治疗反应评估等有临床价值，可根据情况选择。

三、诊断标准

（一）典型哮喘的诊断标准

2016年中华医学会儿科学分会呼吸学组联合《中华儿科杂志》编辑委员会发表的我国儿童支气管哮喘诊断标准如下。

第一，反复喘息、咳嗽、气促、胸闷，多与接触变应原、冷空气、物理或化学性刺激、呼吸道感染、运动及过度通气（如大笑和哭闹）等有关，常在夜间和（或）凌晨发作或加剧。

第二，发作时双肺可闻及散在或弥漫性、以呼气相为主的哮鸣音，呼气相延长。

第三，上述症状和体征经抗哮喘治疗有效，或自行缓解。

第四，除外其他疾病所引起的喘息、咳嗽、气促和胸闷。

第五，临床表现不典型者（如无明显喘息或哮鸣音），应至少具备以下一项。

其一，证实存在可逆性气流受限。

支气管舒张试验阳性：吸入速效β2受体激动剂（如沙丁胺醇压力定量气雾剂200～400μg）后15分钟第一秒用力呼气量（FEV_1）增加≥12%。

抗炎治疗后肺通气功能改善：给予吸入糖皮质激素和（或）抗白三烯药物治疗4～8周，FEV_1增加≥12%。

其二，支气管激发试验阳性。

其三，最大呼气流量（MEF）日间变异率（连续监测2周）≥13%。

符合第一到第四条或第四、五条者，可诊断为哮喘。

（二）咳嗽变异性哮喘的诊断标准

第一，咳嗽持续超过4周，常在运动、夜间和（或）凌晨发作或加重，以干咳为主，不伴有喘息。

第二，临床上无感染征象，或经较长时间抗生素治疗无效。

第三，抗哮喘药物诊断性治疗有效。

第四，排除其他原因引起的慢性咳嗽。

第五，支气管激发试验阳性和（或）MEF日间变异率（连续监测2周）≥13%。

第六，个人或一级、二级亲属有过敏性疾病史，或变应原检测阳性。

以上第一到第四项为诊断基本条件。

四、鉴别诊断

本病需常规与喘息为主要症状的疾病相鉴别，常需鉴别的疾病如下。

（一）毛细支气管炎

毛细支气管炎即急性感染性细支气管炎，是主要发生于2岁以下，尤其是2～6月龄的婴幼儿的一种疾病，最常见的病因为呼吸道合胞病毒感染。以流涕、咳嗽、阵发性喘息、气促、三凹征、双肺可闻及哮鸣音及细湿啰音为主要临床表现。哮喘患儿咳嗽、喘息症状反复发作，常有过敏性疾病家族史及临床表现，对支气管舒张剂反应较好，可与之鉴别。

（二）气道异物

大多数患儿有异物吸入病史，其后出现不同程度喘息、咳嗽、呼吸困难甚至窒息缺氧等表现。查体可闻及喘息，呼吸音降低，继发感染可有湿啰音，胸部影像学主要表现为肺气肿或肺不张，可与支气管哮喘鉴别。

（三）气管支气管软化

气管支气管软化多见于1岁及以下婴儿，临床表现为反复出现喘息，对吸入糖皮质激素和支气管舒张剂治疗效果欠佳，支气管镜下可见呼气时气管或支气管直径缩窄超过1/2即可诊断。没有特殊治疗，年龄增长症状自行缓解。

五、哮喘分期及分级

（一）哮喘分期

根据哮喘临床表现可分为以下三期。

急性发作期：突然发生喘息、咳嗽、气促、胸闷等症状，或原有症状急剧加重。

慢性持续期：近3个月内不同频度和（或）不同程度地出现过哮喘症状。

临床缓解期：经过治疗或未经治疗症状、体征消失，肺功能恢复到急性发作前水平，并持续3个月以上。

（二）哮喘分级

哮喘的分级包括哮喘控制水平分级、病情严重程度分级和急性发作严重程度分级。

1.哮喘控制水平分级

哮喘控制水平的评估包括对目前哮喘症状控制水平的评估和对未来危险因素评估。通过评估近4周的哮喘症状，将控制水平分为良好控制、部分控制和未控制三个水平。未来危险因素的评估包括未来出现急性发作、不可逆肺功能损害和药物相关不良反应风险的评估（表3-3、表3-4）。

表3-3 ≥6岁儿童哮喘症状控制水平分级

评估项目[a]	良好控制	部分控制	未控制
日间症状>2次/周； 夜间因哮喘憋醒； 应急缓解药物使用>2次/周	无	1～2项	3～4项
因哮喘出现活动受限	—	—	—

注：a.评估近4周的哮喘症状。

表3-4 <6岁儿童哮喘症状控制水平分级

评估项目[a]	良好控制	部分控制	未控制
持续至少数分钟的日间症状>1次/周； 夜间因哮喘憋醒或咳嗽； 应急缓解药物使用>1次/周； 因哮喘出现活动受限（较其他儿童跑步/玩耍减 少，步行/玩耍时容易疲劳）	无	1～2项	3～4项

注：a.评估近4周的哮喘症状。

2.哮喘病情严重程度分级

哮喘病情严重程度应依据达到哮喘控制所需的治疗级别进行回顾性评估分级，因此通常在控制药物规范治疗数月后进行评估。其可分为间歇性哮喘、轻度持续性哮喘、中度持续性哮喘、重度持续性哮喘。哮喘严重度并非固定不变，随着治疗时间长短可能出现变化。

3.哮喘急性发作严重程度分级

接触变应原、刺激物或呼吸道感染可诱发哮喘急性发作，常表现为哮喘症状进行性加重，呼气流量降低，其起病缓急和病情轻重不一，可在数小时或数天内出现，偶尔可在数分钟内危及生命，因此应及时正确地评估病情，并立即给予有效的处理和治疗。根据哮喘急性发作时的症状、体征、肺功能及血氧饱和度等情况进行严重度分级，≥6岁及<6岁儿童急性发作严重度指标略有不同，见表3-5、表3-6。

表3-5 ≥6岁儿童哮喘急性发作严重度分级

临床特点	轻度	中度	重度	危重度
气短	走路时	说话时	休息时	呼吸不整
体位	可平卧	喜坐位	前弓位	不定
讲话方式	能成句	成短句	说单字	难以说话
精神意识	可有焦虑、烦躁	常焦虑、烦躁	常焦虑、烦躁	嗜睡、意识模糊
辅助呼吸肌活动及三四征	常无	可有	通常有	胸腹反常运动
哮鸣音	散在、呼气末期	响亮、弥散	响亮、弥散、双相	减弱乃至消失
脉率	略增加	增加	明显增加	减弱或不规则
MEF占正常预计值或本人最佳值的百分数（%）	SABA治疗后：>80	SABA治疗前：>50~80 SABA治疗后：>60~80	SABA治疗前：≤50 SABA治疗后：≤60	无法完成检查
血氧饱和度（吸空气）	0.90~0.94	0.90~0.94	0.90	<0.90

注：①判断急性发作严重度时，只要存在某项严重程度的指标，即可归入该严重度等级。

②幼龄儿童较年长儿童和成人更易发生高碳酸血症（低通气）。

③MEF，最大呼气流量；SABA，短效β2受体激动剂。

表3-6 <6岁儿童哮喘急性发作严重度分级

症状	轻度	重度
精神意识改变	无	焦虑、烦躁、嗜睡或意识不清
血氧饱和度（治疗前）	≥0.92	<0.92
讲话方式	能成句	说单字
脉率（次/分）	<100	>200（0~3岁）或>180（4~5岁）
发绀	无	可能存在
哮鸣音	存在	减弱，甚至消失

注：①血氧饱和度是指在吸氧和支气管舒张剂治疗前的测得值。

②需要考虑儿童的正常语言发育过程。

③判断重度发作时，只要存在一项就可归入该等级。

六、治疗

（一）治疗原则

支气管哮喘的治疗，要坚持长期、持续、规范、个体化的治疗原则。

分期治疗如下。

第一，急性发作期须快速缓解症状，如平喘、抗炎治疗。

第二，慢性持续期和临床缓解期应防止症状加重和预防复发，如避免触发因素、抗炎、降低气道高反应性、防止气道重塑，并做好自我管理。

第三，积极处理哮喘危重状态。

药物治疗和非药物治疗相结合。

重视哮喘防治教育和管理，强调基于症状控制的哮喘管理模式，避免治疗不足和治疗过度，治疗过程中遵循"评估—调整治疗—监测"的管理循环，直至停药观察。

儿童哮喘的长期治疗方案根据年龄分为≥6岁和＜6岁儿的治疗方案，对未经正规治疗的初诊哮喘患儿根据病情严重程度选择第2级、第3级或更高级别治疗方案，每1～3个月审核一次治疗方案，根据病情控制情况适当调整治疗方案；如哮喘控制并已维持治疗3个月，可考虑降级治疗，直到可维持哮喘控制的最小剂量；如部分控制，可考虑升级治疗以达到控制；如未控制，可考虑升级或越级治疗，直到达到控制。

临床缓解期的处理：通过加强哮喘患儿管理，监测病情变化，坚持规范治疗，避免诱发因素，治疗变应性鼻炎、鼻窦炎等并存疾病，以维持患儿病情长期稳定，提高其生命质量。

（二）治疗方法

目前治疗哮喘较好的方法是吸入治疗。吸入方法及吸入装置因年龄而异，压力定量气雾剂（metered dose inhalers，MDI）适用于7岁以上儿童，干粉吸入剂（DPI）适用于5岁以上儿童，pMDI加储物罐及雾化器各年龄儿童均可使用。同时不同装置的选择还与病情有关，哮喘严重发作时应借助储物罐吸入pMDI或用雾化器吸入溶液。此外，还可以通过口服、静脉注射、皮下注射等途径给予相应药物治疗哮喘。

（三）常用治疗药物

哮喘的药物分为控制药物和缓解药物。

1.常用的控制药物

（1）吸入性糖皮质激素（inhaled corticosteroid, ICS），如布地奈德混悬液或干粉剂、氟替卡松、丙酸倍氯米松等，是哮喘长期控制的首选药物，常用药物剂量见表3-7。

表3-7　儿童常用吸入性糖皮质激素的每日剂量　　　　　单位：µg

药物	低剂量		中剂量		大剂量	
	≤5岁	>5岁	≤5岁	>5岁	≤5岁	>5岁
丙酸倍氯米松	100~200	200~500	200~400	500~1000	>400	>1000
布地奈德	100~200	200~600	200~400	600~1000	>400	>1000
布地奈德混悬液	250~500	—	500~1000	—	>1000	—
氟替卡松	100~200	100~250	200~500		>500	

（2）长效β2受体激动剂（LABA），如沙美特罗、福莫特罗，该类药不能单独使用，需与其他控制药物如ICS联合使用。

（3）白三烯受体拮抗剂（LTRA），如孟鲁司特钠，2~5岁4 mg每晚1次，6~14岁5 mg每晚1次。

（4）茶碱缓释。

（5）肥大细胞膜稳定剂，如色甘酸钠。

（6）常用泼尼松1~2 mg/（kg·d）、氢化可的松5~10 mg/（kg·d）、甲泼尼龙1~2 mg/（kg·d）等。

2.常用的缓解药物

（1）吸入型速效β2受体激动剂，如沙丁胺醇、特布他林，是临床应用最广泛的支气管扩张剂。

（2）口服短效β2受体激动剂，如丙卡特罗1.25 µg/（kg·d），每天2次。

（3）抗胆碱能药物，如异丙托溴铵。

（4）短效茶碱。

（四）特异性免疫治疗

特异性免疫治疗（specific immunotherapy, SIT）是目前唯一的对因治疗，对有花粉、尘螨等过敏的患儿可在哮喘控制良好的基础上进行，改变哮喘病程。治疗途径包括皮下注射和舌下含服两种方案。

（五）哮喘急性发作期的治疗

1. 一般治疗

（1）氧疗：哮喘急性发作时，如果患儿经皮测氧饱和度低于92%，需给予氧疗，可通过鼻导管、面罩或头罩给氧，使患儿氧饱和度到达94%以上。

（2）液体疗法：液体摄入不足、不显性失水增加、呕吐等可导致患儿脱水，可选用生理盐水或者乳酸林格液治疗，此外还应注意纠正电解质紊乱，如低钾血症等。

2. 药物治疗

（1）吸入型速效β2受体激动剂：治疗儿童哮喘急性发作的首选药物。常用雾化吸入沙丁胺醇或特布他林，体重≤20 kg，每次2.5 mg；体重＞20 kg，每次5.0 mg。第1小时可每20分钟1次，以后根据治疗反应逐渐延长给药间隔，根据病情每1～4小时重复吸入治疗。

（2）糖皮质激素：全身应用糖皮质激素是治疗儿童哮喘重度发作的一线药物，可予静脉滴注氢化可的松琥珀酸钠5～10 mg/kg，每6～8小时1次，或甲泼尼龙1～2 mg/kg，每6～8小时1次。此外，可选用雾化吸入布地奈德混悬液，每次1 mg，可每20分钟吸入1次，连续3次，待病情缓解每6～8小时雾化1次。

（3）抗胆碱能药物：短效抗胆碱能药物（SAMA）是儿童哮喘急性发作联合治疗的组成部分，可选用异丙托溴铵治疗，体重≤20 kg，每次250 μg；体重＞20 kg，每次500 μg，加入β2受体激动剂溶液作雾化吸入，间隔时间同吸入型β2受体激动剂。

（4）硫酸镁：25～40 mg/kg，分1～2次，加入10%葡萄糖溶液20 mL缓慢静脉滴注（20分钟以上），酌情使用1～3天。

（5）茶碱：在哮喘急性发作的治疗中，一般不推荐静脉使用茶碱。如经上述药物治疗后仍不能有效控制时，可酌情考虑使用，但治疗时需密切观察，并监测心电图、血药浓度，警惕药物不良反应。常用氨茶碱首剂5.0 mg/kg，20～30分钟静脉滴入，其后予0.7～1.0 mg/（kg·h）维持。

（6）抗菌药物：哮喘急性发作期若有细菌感染的征象，如发热、脓痰、胸部X线片有阴影或实变等改变时，可根据需要应用抗菌药物，并根据痰培养及药敏试验结果合理选用。

（7）其他：如无条件使用吸入型速效β2受体激动剂，可使用1：1000肾上腺素0.01 mL/kg皮下注射（≤0.30 mL），必要时可每20分钟1次，不超过3次。

3.机械通气辅助治疗

（1）无创通气：适用于有严重呼吸困难，又无紧急气管插管适应证的患儿，有利于减少呼吸功，减轻呼吸肌疲劳，为药物治疗发挥作用争取时间。可采用面罩行持续气道正压通气（continuous positive airway pressure, CPAP）。如果应用无创通气后患儿病情无改善甚至恶化，应尽早改为气管插管通气，以免贻误治疗时机。

（2）有创通气。

①适应证如下。

a.绝对适应证包括心跳呼吸骤停、严重缺氧、意识状态急剧恶化等。

b.相对适应证：尽管积极治疗，但$PaCO_2$仍持续增高（>40 mmHg）伴进行性呼吸性酸中毒，并伴发严重代谢性酸中毒，持续低氧血症，烦躁不安或反应迟钝、呼吸窘迫、大汗淋漓提示严重呼吸肌疲劳或衰竭，既往曾因哮喘危重状态行气管插管机械通气，等等。

②气管插管。

a.方式推荐经口气管插管，优点在于操作相对简单、快速；导管口径相对较大，便于吸痰和降低气道阻力；哮喘患儿常伴有鼻部疾病如鼻窦炎等，经鼻插管可能增加鼻窦炎、中耳炎的发生率；哮喘患儿上机时间一般较短，无须长期进行口腔护理。

b.插管前先给100%氧气吸入，吸痰、清理呼吸道，对烦躁不安的患儿可先应用镇静剂如地西泮对症治疗，由操作熟练的医生完成插管。

③呼吸机参数的设定：设置呼吸机参数需结合重症哮喘的病理生理学特点进行考虑，患儿因存在气道阻力增高、呼吸功和静态肺容量增加，而伴有气体陷闭和增加的内源性呼气末正压（auto-PEEP）。气体陷闭是由于支气管痉挛、炎

症、分泌物等形成的活瓣阻塞气道。静态肺容量增加可导致auto-PEEP增高。所以，应采用小潮气量、高吸气流速、低呼吸频率，以避免气压伤和过高的auto-PEEP。同时采用"允许性高碳酸血症"策略，即在进行低通气纠正低氧血症的同时，允许$PaCO_2$有一定程度的升高，血液pH值在允许的范围内（一般pH值>7.2），而不强调使$PaCO_2$迅速降至正常。采用"允许性高碳酸血症"是为了避免并发症的过渡方式，只在常规通气方式和相应措施无效时才考虑使用。

机械通气模式可选择压力控制或者容量控制。压力控制模式采用递减气流，有利于达到吸气峰压（peak inspiratory pressure, PIP），但是随着气道阻力的变化，潮气量也随之变化，可能导致通气不足、二氧化碳潴留。容量控制模式在没有明显漏气的情况下可输送恒定潮气量，通过测量PIP和平台压可动态观察气道阻力的变化，避免气压伤产生，但是不足之处是由于潮气量恒定，如果呼气不完全则可造成肺过度膨胀，严重时导致气胸等并发症的发生。PEEP的应用目前存在争议。但是对于有自主呼吸的患儿，若PEEP小于auto-PEEP则有利于萎陷的肺泡复张，改善通气/血流值，增加肺的顺应性，减少呼吸功，缓解呼吸困难。呼吸机参数的初始设置见表3-8。

表3-8 危重哮喘患者呼吸机参数的初始设置

参数	推荐
通气模式	A/C
容量/压力控制	容量控制或者压力控制
呼吸频率	低频率，各年龄段正常呼吸频率的1/2
潮气量	6 mL/kg
平台压	<30 cmH_2O
吸呼比	1:3，吸气时间0.75～1.50秒
PEEP	0～3 cmH_2O
FiO_2	开始100%，此后选择维持PO_2>60 mmHg最低的浓度

④镇静剂、麻醉剂和肌松剂的应用。

a.镇静剂：过度焦虑、需要插管的患儿可应用，使用时需严密观察病情。常用地西泮0.3～0.5 mg/kg、咪达唑仑等。

b.麻醉剂：与镇静剂联用可给予患儿舒适感，防止人机对抗，降低氧耗和二氧化碳产生。首选氯胺酮，其具有镇静、镇痛和舒张支气管的作用，首剂 2.0 mg/kg，之后0.5 ~ 2.0 mg/（kg·h）维持；但氯胺酮有扩张脑血管作用，颅内高压患儿慎用。

c.肌松剂：如果已用镇静、麻醉药物后仍然存在人机对抗，气道压力高，可考虑使用肌松剂抑制患儿自主呼吸。常用维库溴铵，参考用量为4个月内小儿（包括新生儿）首剂0.01 ~ 0.02 mg/kg，5个月以上小儿0.08 ~ 0.10 mg/kg，静脉注射，速度为0.8 ~ 1.4 μg/（kg·h）。使用时间不宜过长，尤其是与糖皮质激素合用时容易发生急性肌病综合征。

⑤撤机：气道阻力下降，PaO_2正常，镇静药、麻醉药和肌松剂已撤除，症状体征明显好转后考虑撤机。

⑥常见并发症：包括低血压、气压伤、低氧、气胸、皮下气肿、心搏骤停等。

第三节　肺炎

肺炎是儿童时期主要的常见疾病。据世界卫生组织统计，2015年5岁以下儿童因下呼吸道感染死亡的人数约占全部死亡原因的15%。就全球而言，社区获得性肺炎是儿童常见的死亡原因之一。每500名儿童中便有一名因为社区获得性肺炎住院，给家庭和社会增加了严重的经济负担。

一、分类

儿童肺炎的分类方法主要有以下四种。

（一）病理分类

肺炎分为大叶性肺炎、支气管肺炎、间质性肺炎、毛细支气管肺炎及吸入性肺炎等。

（二）病原分类

儿童肺炎的病原种类随儿童年龄的增长有明显不同，主要包括以下几种。

细菌：如肺炎链球菌、流感嗜血杆菌、葡萄球菌、大肠埃希菌、链球菌、铜绿假单胞菌等。

病毒：如腺病毒、呼吸道合胞病毒、流感病毒、副流感病毒、麻疹病毒、巨细胞病毒等。

非典型病原：如支原体、衣原体。

真菌：如白色念珠菌、曲霉菌、隐球菌等。

其他：如原虫（卡氏肺囊虫）、寄生虫（肺吸虫）及非感染因素引起的肺炎，吸入性肺炎（如羊水、食物、异物、溺水、溺粪等），过敏性肺炎，嗜酸性粒细胞肺炎，等等。

（三）病程分类

病程1个月以内的为急性肺炎，病程在1~3个月的为迁延性肺炎，病程在3个月以上的为慢性肺炎。

（四）病情分类

根据是否累及呼吸系统以外的器官系统及是否有呼吸困难和缺氧征等分为轻症肺炎和重症肺炎。

（五）感染地点分类

从病原学和抗生素合理使用角度，肺炎可分为社区获得性肺炎（community acquired pneumonia, CAP）和医院获得性肺炎（hospital acquired pneumonia, HAP）。简单的定义CAP是指原本健康的儿童在医院外获得的感染性肺炎，包括感染了具有明确潜伏期的病原体而在入院后潜伏期内发病的肺炎；HAP是指患儿入院时不存在，也不处于潜伏期而在入院超过48小时发生的感染性肺炎，这包括在医院内感染而于出院48小时内发生的肺炎。

二、病理

按照病理学改变，分别描述如下。

（一）支气管肺炎

支气管肺炎的主要病变散布在支气管壁附近的肺泡，支气管壁仅黏膜发炎。肺泡毛细血管扩张充血，肺泡内水肿及炎性渗出，浆液性纤维素性渗出液内含大量中性粒细胞、红细胞及病菌。病变通过肺泡间通道和细支气管向周围邻近肺组织蔓延，呈小点片状的灶性炎症，而间质病变多不显著。有时小病灶融合起来可成为较大范围的支气管肺炎，但其病理变化不如大叶性肺炎那样均匀致密。后期在肺泡内巨噬细胞增多，大量吞噬细菌和细胞碎屑，可致肺泡内纤维素渗出物溶解吸收、炎症消散，肺泡重新充气。

（二）间质性肺炎

间质性肺炎的主要病变表现为支气管壁、细支气管壁及肺泡壁的发炎、水肿与炎性细胞浸润，呈细支气管炎、细支气管周围炎及肺间质炎的改变。蔓延范围较广，当细支气管壁上皮细胞坏死，管腔可被黏液、纤维素及破碎细胞堵塞，发生局限性肺气肿或肺不张。病毒性肺炎主要为间质性肺炎。有时灶性炎症侵犯到肺泡，可致肺泡内有透明膜形成。

（三）大叶性肺炎病原体

大叶性肺炎病原体首先在肺泡引起炎症，表现为肺泡壁水肿，迅速出现白细胞和红细胞的渗出，然后通过肺泡间孔（Cohn孔）向其他肺泡蔓延，以致肺段的一部分或整个肺段、肺叶发生炎变。支气管一般未被累及，病变和正常组织的叶间分界清楚，病变常可累及胸膜。病理改变有充血期、红色肝变期、灰色肝变期和消散期。病变肺组织充血水肿，肺泡内浆液性渗出和红细胞、白细胞浸润，继而纤维蛋白渗出物溶解、吸收，肺泡重新充气。

三、病理生理

肺炎时，由于气体交换障碍和病原微生物的作用，可发生不同程度的缺氧和感染性中毒症状。其中缺氧是由呼吸功能障碍引起的，而中毒症状如高热、嗜睡、惊厥等可由毒素、缺氧及代谢异常（如代谢性酸中毒、稀释性低钠血症）引起。

（一）呼吸功能障碍

肺泡壁充血、水肿、炎症浸润，肺泡腔内充满渗出物，气道阻力明显增加，而且部分气道完全阻塞，形成肺气肿或肺不张，导致通气功能障碍，引起缺氧和二氧化碳潴留。同时肺泡透明膜形成和肺泡壁炎症浸润及水肿，肺泡膜增厚，气体弥散阻力增加，气体交换发生障碍，引起缺氧。以上变化可使肺泡通气量下降，通气/血流值失调及弥散功能障碍，结果导致低氧血症，甚至出现二氧化碳潴留。在疾病早期患儿可通过增加呼吸频率和呼吸深度来增加每分钟通气量，此时往往仅有轻度缺氧而无明显的二氧化碳潴留。当病变进展，肺通气功能严重降低，影响到二氧化碳排出时，则动脉血氧分压及血氧饱和度降低的同时动脉血二氧化碳分压增高。

（二）缺氧及高二氧化碳血症导致其他器官系统的损害

当细胞缺氧时，胞质内酶系统受到损害，不能维持正常功能，导致组织对氧的摄取和利用不足，以及电解质酸碱失衡，可引起多系统功能障碍。危重患者可发生呼吸衰竭、微循环障碍，甚至并发弥漫性血管内凝血。

（三）电解质、酸碱平衡紊乱

通气功能障碍，二氧化碳潴留，动脉血二氧化碳分压增高，pH值下降，从而导致呼吸性酸中毒。缺氧时体内有氧代谢发生障碍，酸性代谢产物堆积，加上高热、饥饿、脱水、吐泻等因素，常引起代谢性酸中毒。电解质紊乱、酸中毒时，氢离子进入细胞内，钾离子自细胞内进入血浆，血钾浓度增高，尿钾排出增加，最后导致机体总钾量减少。呕吐、进食差，以及低氧血症可导致婴幼儿稀释性低钠血症。

四、临床表现

（一）一般症状

肺炎起病多为急性，有些病例先有上呼吸道感染症状。多数肺炎病例都有发热，但新生儿、体弱婴儿、患严重营养不良或全身极度衰竭的患儿可不发热，甚至体温低于正常。婴儿还可见拒食、呛奶、呕吐、嗜睡或烦躁、呼吸困难等症状。

（二）呼吸系统症状及体征

（1）咳嗽及咽部痰声是最常见的症状，新生儿及体弱婴儿可没有明显咳嗽。呼吸增快，呼吸和脉搏的比例自1:4上升为1:2左右。常见呼吸困难，出现呼吸肌代偿通气表现，如呼气呻吟声、鼻翼扇动、三凹征、点头或张口呼吸，还可因低氧血症出现口周或甲床发绀，患儿往往烦躁不安。胸部体征早期不明显，可仅有呼吸音变粗或稍减低，以后可听到固定的中、细湿啰音。大叶性肺炎时可听到管状呼吸音，并有叩诊浊音，合并胸腔积液则有相应肺部叩诊实音和呼吸音减弱消失。

（2）世界卫生组织在儿童急性呼吸道感染防治规划中强调呼吸增快可作为肺炎判定的诊断依据，简单可行，便于发展中国家和经济欠发达地区基层卫生工作人员推广使用。呼吸急促：小于2月龄婴儿，呼吸≥60次/分；12月龄以内，呼吸≥50次/分；5岁以下，呼吸≥40次/分；超过5岁，呼吸>20次/分。

（3）其他系统症状。多见于重症肺炎，婴幼儿常伴呕吐、腹泻等消化道症状，剧烈咳嗽之后常发生呕吐。神经系统症状常有烦躁不安、嗜睡，有时可伴发惊厥，应注意区分是高热所致，还是并发中毒性脑病、缺氧性脑病或中枢神经系统感染。

五、实验室检查

（一）血常规检查

细菌性肺炎时白细胞计数可增高，中性粒细胞比例可达60%~90%。在一些严重感染时白细胞可不增高反而减低。急性期反应物，如C反应蛋白、降钙素原增高可提示细菌感染，但均不能作为单一证据区别细菌感染或病毒感染。

（二）血气分析

对重症肺炎伴呼吸窘迫或衰竭者，应该行血气分析检查，了解缺氧程度、电解质与酸碱失衡类型及程度。

（三）病原学检查

细菌性肺炎应当进行痰涂片和痰培养检查。虽然两者并不是理想的病原检查手段，但作为一种无创的检查，高质量的痰培养可以为临床医生提供准确的诊断信息。痰培养之前应当作细胞学筛查，一份合格的痰标本应当是鳞状上皮细胞每个低倍视野<10个，而白细胞每个低倍视野>25个。细菌性肺炎经过抗生素治疗没有改善和继续恶化的需要进行血培养检查，住院患儿怀疑有细菌性肺炎的应该行血培养、胸腔积液培养及肺泡灌洗液等无菌体液检查和培养；金黄色葡萄球菌肺炎应该监测血培养以了解菌血症是否转阴。支原体、衣原体及病毒的病原检查在目前临床上多采用抗原、抗体的筛查。越来越多的医院开展了病毒的聚合酶链式反应（PCR）检查。肺穿刺活检在儿科的应用也越来越广泛。

（四）影像学检查

住院的肺炎患儿应行胸片检查；接受抗感染治疗后48～72小时内无明显好转或有病情恶化均可复查胸片；肺炎旁胸腔积液安置了闭式引流管且情况稳定的患儿无须复查胸片；在同侧或同一肺叶、肺段发生的复发性肺炎应在4～6周复查胸片，明确是否有发育异常、异物或肿瘤。

六、治疗

最重要的治疗是病因治疗，详见肺炎分类详述。对症支持治疗包括氧疗，重症肺炎呼吸衰竭时应予以辅助通气，同时需保持内环境平衡，防治并发症。国外资料显示低氧血症的肺部疾病液体疗法应当使用等张液体。其他的对症治疗还有平喘祛痰等治疗。

住院原则。由于儿童肺炎的发病人数众多，每年我国的儿童专科医院都有大量肺炎儿童在门诊观察治疗，值得注意的是以下推荐住院的情况：年龄3～6

月龄患儿怀疑细菌性肺炎应当住院；有呼吸窘迫、低氧血症的患儿应当住院；感染细菌为毒力较强的细菌者应当住院；不能在门诊完成治疗或随访的患儿应当住院。

七、预防

各年龄段儿童应当完成免疫接种计划，包括目前国家计划免疫和补充免疫。流感病毒疫苗、百日咳疫苗、麻疹疫苗、流感嗜血杆菌疫苗和肺炎链球菌疫苗等可有效地降低肺炎的发生率及病死率。充足的营养是提高儿童自身免疫力的关键，半岁以内的婴儿纯母乳喂养可有效预防肺炎的发生，而且能缩短儿童肺炎的病程。补锌及减少室内空气污染也被认为可以减少肺炎的发生。

八、肺炎分类详述

（一）社区获得性肺炎

近年来由于儿童扩大免疫接种（如流感嗜血杆菌、七价肺炎链球菌）的普及，在经济发达地区，尤其是一线城市，儿童肺炎的病原谱有了明显的变化。学龄前儿童，尤其是3岁以下完整免疫接种的幼儿，病毒性肺炎和非典型病原肺炎的发生比例逐渐下降。参考我国近年发表文献，不同年龄阶段儿童社区获得性肺炎的常见病原表见表3-9。

表3-9　不同年龄阶段儿童社区获得性肺炎的常见病原表

年龄组	微生物种类	常见病原	微生物种类	少见病原
>28日至3月龄	细菌	肺炎链球菌 大肠埃希菌 肺炎克雷伯菌 金黄色葡萄球菌 沙眼衣原体	细菌	非发酵革兰氏阴性菌 百日咳杆菌 流感嗜血杆菌（b型、不定型） 卡他莫拉菌
	病毒	呼吸道合胞病毒 副流感病毒Ⅰ型、Ⅱ型、Ⅲ型	病毒	巨细胞病毒 流感病毒A型、B型 腺病毒 人类偏肺病毒

年龄组	微生物种类	常见病原	微生物种类	少见病原
>3月龄至5岁	细菌	肺炎链球菌 流感嗜血杆菌（b型、不定型） 卡他莫拉菌 金黄色葡萄球菌	细菌	肺炎克雷伯菌 大肠埃希菌 结核分枝杆菌 嗜肺军团菌
	病毒	呼吸道合胞病毒 腺病毒 副流感病毒Ⅰ型、Ⅱ型、Ⅲ型 流感病毒A型、B型	病毒	鼻病毒 人类偏肺病毒 肠道病毒 人禽流感病毒 新型冠状病毒 EB病毒 麻疹病毒
5～15岁	细菌	肺炎链球菌	细菌	化脓性链球菌 金黄色葡萄球菌 结核分枝杆菌 流感嗜血杆菌（b型、不定型）
	细菌和病毒之间	肺炎支原体	细菌和病毒之间	肺炎衣原体 嗜肺军团菌
	病毒	流感病毒A型、B型	病毒	腺病毒 EB病毒 新型冠状病毒 人禽流感病毒

下面根据病原分类列举一些主要的CAP。

1.肺炎链球菌（SP）肺炎

肺炎链球菌是儿童CAP最常见病原，常导致儿童大叶性肺炎，在婴幼儿期主要引起支气管肺炎，近年来典型的大叶性肺炎已不多见。临床表现起病急剧，高热、呼吸急促，胸痛、咳嗽、咳痰，典型的铁锈色痰已不多见，可有痰中带血。除了呼吸道症状，感染中毒症状较明显，纳差、疲乏，甚至出现头痛、颈强直、惊厥或意识障碍等中毒性脑病症状，进一步发展为脓毒症可有休克征象及感染其他系统的症状。体征主要是胸部体征，包括早期轻度叩浊或呼吸音减弱，听诊吸气时湿啰音，肺实变后有典型的叩诊浊音，语颤增强及管样呼吸音。实验室检查可有外周血白细胞计数及中性粒细胞比例增高，严重感染者白细胞可减少。胸部X线片为片状阴影或实变影，累及一个肺段或肺叶，部分病例有肺炎旁胸腔积液。治疗根据各地区发表的文献资料，儿童CAP中肺炎链球菌分离菌株对青霉素敏感的占80%，耐药及高耐株比例占15%，这与四川大学华西第二医院近年来的分离菌株药敏分析一致。青霉素高耐药的肺炎链球菌对其他β-内酰胺类抗生素也可能耐药。因此经验性首选大剂量阿莫西林[90 mg/（kg·d）以上]治疗。

2.流感嗜血杆菌肺炎

流感嗜血杆菌属中有荚膜的菌株为致病菌株，其中b型流感嗜血杆菌致病力最强，在人的鼻咽部有流感嗜血杆菌的寄居。6月龄至5岁为流感嗜血杆菌肺炎高发年龄。婴幼儿起病多急骤，表现为寒战、高热、咽痛、咳脓痰、呼吸急促、发绀、全身中毒症状，并且以并发化脓性脑膜炎著称，还可引起包括肺部在内的多器官化脓性病灶。实验室检查可有外周血白细胞计数及中性粒细胞比例显著增高。婴幼儿患者胸部X线片多表现为大叶性肺炎或节段性肺炎，肺脓肿多见，可伴有脓胸。根据目前文献中各地区报道，流感嗜血杆菌对氨苄西林的耐药率达到35%~48%，已超过经验性用药的警戒线。因此，对于未接种流感嗜血杆菌疫苗并且当地的氨苄西林耐药率超过30%者，应当经验性首选含酶抑制剂的广谱青霉素复合制剂（如阿莫西林克拉维酸钾）、第二代头孢菌素（头孢呋辛）或第三代头孢菌素（头孢地尼、头孢曲松、头孢噻肟）。

3.金黄色葡萄球菌肺炎

金黄色葡萄球菌是凝固酶阳性的葡萄球菌，可定植于鼻前庭黏膜和皮肤等部位。据各地区报道，CAP中耐甲氧西林金黄色葡萄球菌（MRSA）约25%，医院获得性肺炎（HAP）中MRSA的比例则明显增高。金黄色葡萄球菌肺炎在各年龄段均有发病，最常见于3岁以下。肺部感染可来源于上呼吸道，或经皮肤感染入血后为血源性感染的一部分。金黄色葡萄球菌肺炎来势凶猛，病情凶险，寒战、高热、咳嗽、咳黄色脓痰，进展迅速，出现呼吸困难、发绀。年长儿感染中毒症状明显，急起高热，可呈稽留热，寒战、乏力，肌肉疼痛，精神萎靡。婴幼儿易合并全身各系统症状，血源性肺炎肺部症状不典型，但全身感染症状严重，甚至出现休克。肺外症状可有猩红热样皮疹，有呕吐、腹胀、中毒性肠麻痹等消化道症状，神经系统症状可有嗜睡或烦躁不安，严重者可发生惊厥。肺部早期体征为呼吸音减弱，有散在湿啰音，金黄色葡萄球菌肺炎常合并脓胸和脓气胸，出现叩诊浊音，呼吸音减弱或消失，气胸时出现其特有的临床体征。实验室检查外周血白细胞计数增高达$20×10^9$/L，中性粒细胞数增高，有中毒颗粒、核左移现象。痰培养及胸腔穿刺液培养阳性有诊断意义。金黄色葡萄球菌肺炎的四大影像学表现为肺浸润、肺脓肿、肺气囊肿和脓胸。疾病初期，临床症状已经很严重时X线征象可不明显，仅为肺纹理增多，或小片浸润影。但病变进展迅速，可在数小时内发展为多发肺脓肿、肺气囊肿、脓胸，甚至发生张力性气胸、纵隔气肿，因此X线的随访对疾病的诊断帮助很大。治疗上应根据本地CAP中MRSA的比例考虑选药，如四川大学华西第二医院的培养显示本地CAP中MRSA的比例小于25%，因此对于症状不太严重的患者可以经验性选用苯唑西林或一代头孢菌素（头孢唑啉）。怀疑MRSA或病情严重不能等待观察时应选用万古霉素治疗。事实上，所有的CA-MRSA菌株对利奈唑胺敏感，但目前利奈唑胺作为二线治疗药物。对苯唑西林或头孢菌素存在严重I型过敏反应，不能耐受万古霉素的儿童，可以使用利奈唑胺治疗。金黄色葡萄球菌肺炎的疗程不小于3周。

病毒性肺炎的常见病原包括引起原发感染的流感病毒，呼吸道合胞病毒，麻疹病毒，腺病毒等，以及引起机会性感染的巨细胞病毒、水痘-带状疱疹病毒、单纯疱疹病毒、EB病毒。病毒性肺炎患者多为婴幼儿，机会性感染所致的病毒性肺炎的患者多为免疫功能缺陷患者。

4.呼吸道合胞病毒肺炎

呼吸道合胞病毒（RSV）感染呈全球性分布，每年冬春季节均有流行，主要通过呼吸道飞沫传播。RSV引起的下呼吸道感染常见于6月龄以内的婴儿，包括病毒性肺炎和毛细支气管炎。目前RSV引起的下呼吸道感染仍然占我国婴幼儿病毒性肺炎发病的第一位。发病初期可见咳嗽、鼻塞、发热症状，多数患儿呈高热，热程持续约4天，易由退热药物退热。随之出现咳嗽加重，喘息、呼吸困难、鼻翼扇动，呼吸肌辅助通气，表现为三凹征、点头呼吸，甚至出现口唇青紫，其中喘憋为毛细支气管炎的典型症状，患儿有明显的喘息，发作性的喘憋，靠近患儿无须听诊器即可听到喘鸣。胸部听诊可有中、细湿啰音，有典型的哮鸣音。胸部X线片多为多发点片影，肺气肿征象也较常见。鼻咽部分泌物抗原检测及血清IgM抗体检测均能提供快速的诊断。目前尚无有效的抗病毒药物，均以对症治疗为主，证据证明有效的治疗包括氧疗、利巴韦林雾化治疗。支气管扩张剂雾化可缓解症状，糖皮质激素全身使用尚有争议。对于有基础疾病如先天性心脏病患儿需注意防治心力衰竭。

5.流感病毒肺炎

常在流感流行季节和区域发生。流感本身可引起发热、头痛、肌肉酸痛、极度乏力等全身症状，常有咳嗽、咽痛、流涕或鼻塞表现。婴幼儿表现不典型，且容易并发重症疾病，如肺炎。通常在5~7天出现肺炎，表现为持续高热、呼吸困难、顽固性低氧血症，可快速进展为急性呼吸窘迫综合征。治疗上需早期针对性使用抗病毒治疗。

6.支原体肺炎

主要由肺炎支原体引起，是5岁以上儿童CAP的常见病因，国内报道支原体肺炎占儿童HAP的比例为14%，国外报道甚至可高达25%，但3岁以下的发病率低。支原体因没有细胞壁，故对β-内酰胺类抗生素不敏感。临床表现症状轻重不一，典型的表现有发热、头痛、全身不适及咳嗽。发热可呈弛张高热，咳嗽为支原体肺炎典型症状，可有持续性、顽固性干咳，甚至类似百日咳，幼儿可伴有喘息，症状加重时出现呼吸困难。年长儿童还可伴有大叶性肺炎、胸腔积液，在未得到有效治疗前症状无明显缓解。胸部体征往往不明显，与临床症状不一致。少数患者可引起肺外严重并发症，包括自身免疫性溶血性贫血、皮疹、心包炎、关节炎等。胸部放射性检查有肺部间质性改变和点片状影，以往认为不易与病毒性肺炎和细菌性肺炎区分。近年来研究发现影像学特征有肺纹理增多、模糊，呈网点状影，局部透光度减低同时出现沿支气管分布的结节影；或出现肺门淋巴结肿大，段或叶的实变周围伴磨玻璃影，总之，这种实质与间质混合性病变是支原体肺炎的特征病变。实验室检查血清IgM抗体滴度高于1：160可提供诊断依据。治疗上目前推荐使用阿奇霉素，口服使用生物利用度好，首剂加倍，以后5 mg/（kg·d），根据病情疗程5~10天。

（二）医院获得性肺炎

早期医院获得性肺炎是发生在入院后4天内的HAP，感染的病原多为抗生素敏感的菌株，预后较好；入院5天后发生的晚期医院获得性肺炎多为多重耐药病原感染，死亡风险高。但如果早期HAP在之前曾使用过抗生素或90天内曾住院治疗，其感染多重耐药病原的风险和治疗方案均与晚期HAP类似。HAP发生的高危因素包括新生儿，尤其是低出生体重儿，先天性心脏病、慢性肺部疾病、肾病等基础疾病患儿，免疫功能低下者，神经系统慢性疾病如脑瘫、昏迷者，长期住院或入住ICU者，常用各种人工侵入性导管或经侵入性操作者。

病原主要有以下几种。

1.革兰氏阴性菌

我国儿童的HAP病原据报道仍以革兰氏阴性菌为主，包括铜绿假单胞菌、肺炎克雷伯菌、大肠埃希菌、不动杆菌属的鲍曼不动杆菌、嗜麦芽窄食单胞菌。这些不同的病原引起的肺炎单从临床过程和肺部病变来看难以区别，诊断主要依靠痰、气道吸取物、血及胸腔积液培养的细菌学检查来证实。但各个病原有一些诱因稍具特征可供临床参考，如大肠埃希菌肺炎常有消化道或泌尿道感染或手术诱因，在新生儿或婴儿感染时多为脓毒血症的一部分；铜绿假单胞菌肺炎在国内可见基础肺部疾病及呼吸机使用的诱因；肺炎克雷伯菌肺炎常引起重症监护室暴发感染。治疗上，这些病原菌往往是超广谱β–内酰胺酶（ESBL）的菌株，对第三代、第四代头孢菌素及常见的喹诺酮类、氨基糖苷类药物均不敏感。这些病原菌引起的肺炎的治疗往往需要使用三代头孢菌素加酶抑制剂的复合制剂，或是碳青霉烯类药物。特别是一些不动杆菌属和嗜麦芽窄食单胞菌，甚至对碳青霉烯类不敏感或天然耐药，这使得治疗上非常棘手，需要呼吸科医生、感染科医生甚至临床药师共同协作。

2.革兰氏阳性菌

经报道证实我国尚无耐万古霉素金黄色葡萄球菌株，但对万古霉素的MIC值却呈上升趋势。凝固酶阴性葡萄球菌属（CNS），常见的是表皮葡萄球菌和溶血葡萄球菌，肿瘤、烧伤、新生儿及介入性操作的患儿是CNS感染的高发人群。单次血培养阳性需要与污染相鉴别，强调至少两次以上血培养阳性才考虑具有临床意义。据报道CNS的耐甲氧西林菌株在我国儿童患者中达到45.7%～87.8%。引起HAP的肺炎链球菌多数是对青霉素不敏感或有多重耐药的肺炎链球菌，常合并脓毒症、脓毒症休克或化脓性脑膜炎。我国儿童HAP中耐青霉素的肺炎链球菌呈上升趋势，需要使用三代头孢菌素治疗才有效。肠球菌属包括粪肠球菌和屎肠球菌，目前国内儿童的HAP细菌感染率尚不突出，但该类菌属是一种肠道共生菌，一旦与宿主正常的共生关系被破坏，如超广谱抗生素的使用，可导致肠球菌成为致病菌，就非常危险。因为这种细菌对多种抗生素呈固有耐药性，如头孢菌素，甚至万古霉素。国外已有院内爆发流行的报道，应对肠球菌在老年人及ICU引起的侵袭性感染导致的死亡引起重视。

3.真菌

长期使用广谱、超广谱抗菌药物，新生儿极低体重或超低出生体重，合并基础疾病，机械通气，长期使用大剂量糖皮质激素导致免疫功能低下或本身存在原发免疫缺陷，长期使用静脉高营养等都是真菌院内感染的高危因素。常见的致病菌属有以下三种：念珠菌属、曲霉菌属及隐球菌属。念珠菌属可在导管和植入体中形成生物膜，在胃肠外营养液中生存。以白色念珠菌为例，它位居ICU晚期感染HAP的第三位，有报道显示非白色念珠菌的感染率近年来呈上升趋势，但目前我国各地报道显示白念珠菌仍然是儿童真菌性HAP的最主要病原。真菌性肺炎没有其特异性临床表现，有人认为在具备真菌感染的高危因素的患者中发生晚期HAP时要高度警惕真菌性HAP的可能。临床诊断要结合宿主高危因素，临床胸部X线片，多次痰培养、血培养检查，甚至组织病理结果。具有高度的临床警惕性是非常重要的，因为研究显示早期诊断和治疗真菌性肺炎能明显改善预后。

目前尚无统一的诊断标准，应重视临床症状和体征，对患儿入院48小时后不明原因发热、气促及肺部体征要重视。但对于一些体弱或伴有严重基础疾病的患儿上述临床征象容易被掩盖，因此对于住院患儿的精神、食欲、呼吸频率等变化要注意观察。早期诊断HAP依赖于高度的警惕性，可进行胸部X线片的复查对比，甚至连续性监测。一旦拟诊HAP就应当完善病原学检查。痰或气道吸出物，应当行相关的细菌、真菌、分枝杆菌的涂片和培养，但临床医生必须认识到上述检查对HAP的诊断既不具有敏感性也不具有特异性，其临床价值主要是判断病原体的药物敏感性。笔者就曾遇到一例先天性心脏病患儿反复入住ICU，一次严重的HAP经碳青霉烯类长时间治疗仍无效，多次的痰培养，甚至气道灌洗培养都显示为ESBL阳性的革兰氏阴性菌。最后考虑是衣原体感染，经验性使用大环内酯类药物后HAP治愈出院。那些培养出来的革兰氏阴性菌考虑为长期超广谱抗生素使用压力下筛选出的定植菌。目前有部分下呼吸道分泌物的直接采样方法，如纤维支气管镜吸引、肺泡灌洗、保护性毛刷。但这些方法均为侵入性操作，设备和技术要求高，不易普及，并且仍然不可避免地受到定植菌或污染菌影响，假阴性结果也较多见。

目前尚无特效的预防HAP的方法，但已有证据显示一些感染控制方法对于减少HAP的发生是行之有效的。控制医院内感染的常规措施，包括发现感染源、隔离传染途径、改善宿主的免疫功能。工作人员的手卫生是控制感染途径非常重要的一环，另外，环境中易接触到的台面、把手也需要消毒。适当隔离患儿，对控制MRSA流行有一定的预防作用。适当抬高昏迷患儿头部，尽可能采用胃肠营养，采用黏膜保护剂、减少受体阻断剂的使用及注意口腔卫生都可减少定植菌移行致病。合理使用糖皮质激素，严格掌握有创操作指针，严格掌握广谱抗生素，尤其是超广谱抗生素使用指针，对减少HAP的发生都有良好的帮助。

第四章　儿童常见疾病的护理

第一节　肺出血疾病患者的护理

一、基础护理

（1）保持室内空气新鲜，温度（23～25℃）、湿度（50%～60%）适宜。病室每日通风2次，每次30 min。冬季注意保暖，避免直接吸入冷空气。

（2）饮食以高热量、高蛋白、易消化、丰富维生素的流食、半流食为宜，少食多餐，避免辛辣刺激，少吃产气食品。鼓励患者多饮水。必要时静脉补液。

（3）急性期卧床休息，呼吸困难时抬高床头，取半卧位或坐位。恢复期可适当增加活动量。

二、专科护理

（一）维持患者呼吸通畅

（1）评估患者呼吸状态。

（2）采取坐位或半坐位，以利于肺的扩张。

（3）指导患者有效咳嗽：立位或坐位时可产生较高的胸内压和气流速度。在一阵咳嗽里，往往第一声和第二声咳嗽对大气道内分泌物清除效果明显。没有控制的咳嗽会导致疲倦、胸痛、呼吸困难、支气管痉挛加重。

（4）体位引流：依重力作用促使各肺叶或肺段气道分泌物的引流排出。协助患者选择引流部位，每天2～3次，总治疗时间为30～45 min，每种体位5～10 min。因夜间支气管纤毛运动减弱，气道分泌物易于睡眠时留存，故清晨醒后引流效果最佳。为防止胃食管反流、恶心、呕吐，头低位引流应在饭后1～2 h。

（5）胸部叩拍：将手掌微曲成碗口状在吸气和呼气时叩拍胸壁，力量可通过胸壁传至气道，将支气管壁分泌物松解。应沿支气管走向从上往下或从下往上，拍1～5 min。高龄或皮肤易破者可用薄毛巾或其他保护物包盖在叩拍部位。

（6）气道湿化：COPD患者由于呼吸道室物化学成分改变，痰液黏稠度明显高于正常而难以咳出，可采用雾化器湿化。另外，鼓励患者每天液体入量2000～2500 mL，保持分泌物稀薄。

（7）咯血的护理：嘱患者卧床休息，头偏向一侧便于咯血，防止窒息。床旁备好负压吸引。

（二）保证有效气体交换

（1）药物治疗：支气管扩张剂：茶碱类、受体激动剂、胆碱受体洁抗剂；祛痰药；作用方式为促进气道黏膜纤毛上皮运动，加速痰液排出，或使痰液黏稠度降低，利于咳；控制感染：COPD急性加重期多与细菌或病毒感染有关，对症抗感染，常用大环内酯类、氨基糖苷类、奎诺酮类。

（2）氧疗：指导患者持续低流量吸氧，吸入氧浓度为25%～30%，吸氧流量为1～2 L/min，每天持续15 h以上。告知患者氧疗的重要性，鼓励患者坚持氧疗，密切观察氧疗后患者症状有无改善。

（3）大剂量激素冲击治疗：大剂量激素冲击疗法由于是在短期内大剂量给药，大量的激素作用，可导致机体原有的代谢功能紊乱，而出现一过性高血压、高血糖、心动过速、电解质紊乱、严重的感染，甚至死亡。因此冲击治疗期间，予患者一级护理，心电血压血氧监测，密切观察患者生命体征，定期予患者复查血常规、电解质、血糖等，床旁备好抢救仪器及药品，从而保证冲击治疗的有效性和安全性。

三、心理护理

由于患者易出现咯血、血尿症状，故有紧张、恐惧、烦躁心理。护理人员应积极主动地向患者及家属宣传健康教育知识，如合理用药、饮食常识、特殊治疗、个人卫生的护理等，调动患者及家属配合护理、治疗的积极性。注意护患之间有效的沟通，重视心理护理，适当地进行心理疏导，有助于增强良好的护患关系。

四、健康指导

（1）根据气候的变化随时增减衣服，避免受寒，避免接触感冒人员，积极预防上呼吸道感染，戒烟，并应避免烟尘吸入。

（2）多食高维生素（如绿叶蔬菜、水果）、高蛋白（如瘦肉、豆制品、蛋类）、粗纤维（如芹菜、韭菜）的食物，少食动物脂肪以及胆固醇含量高的食物（如动物内脏）。

（3）选择适合自己的运动，以不感到疲劳为宜，增加呼吸道局部抵抗能力，注意劳逸结合。

（4）坚持呼吸锻炼，配备家庭氧疗设施，必要时低流量吸氧。

第二节　儿童支气管哮喘疾病患者的护理

慢性持续期主要是教育患儿及家长掌握哮喘的基本防治知识，提高用药的依从性，避免各种诱发因素，巩固治疗效果。

一、环境与休息

保持病室空气清新，温湿度适宜，避免有害气味及强光的刺激。给患儿提供一个安静、舒适的环境以利于休息，护理操作应尽可能集中进行。

二、维持气道通畅，缓解呼吸困难

（1）让患儿采取坐位或半卧位，以利于呼吸；给予鼻导管或面罩吸氧，定时进行血气分析，及时调整氧流量，保持PaO_2在70~90 mmHg（9.3~12.0 kPa）。

（2）遵医嘱给予支气管扩张剂和糖皮质激素，观察其效果和不良反应。

（3）给予雾化吸入，以促进分泌物的排出；对痰液多而无力咳出者，及时吸痰。

（4）保证患儿摄入足够的水分，以降低分泌物的黏稠度，防止痰栓形成。

（5）有感染者，遵医嘱给予抗生素。

（6）教会并鼓励患儿做深而慢的呼吸运动。

三、密切观察病情

监测生命体征，注意呼吸困难的表现及病情变化。若出现意识障碍、呼吸衰竭等及时给予机械呼吸；若患儿出现发绀、大汗、心率增快、血压下降、呼吸音减弱等表现，应及时报告医师并共同抢救。

四、心理护理

哮喘发作时，守护并安抚患儿，鼓励患儿将不适及时告诉医护人员，尽量满足患儿合理的要求。允许患儿及家长表达感情；向患儿家长解释哮喘的诱因、治疗过程及预后，指导他们以正确的态度对待患儿，并发挥患儿的主观能动性。采取措施缓解患儿的恐惧心理。

五、健康教育

（一）指导呼吸运动，以加强呼吸肌的功能

在执行呼吸运动前，应先清除呼吸道分泌物。①腹部呼吸运动方法：平躺，双手平放在身体两侧，膝弯曲，脚平放；用鼻连续吸气并放松上腹部，但胸部不扩张；缩紧双唇，慢慢吐气直到吐完；重复以上动作10次。②向前弯曲运动方法：坐在椅上，背伸直，头向前向下低至膝部，使腹肌收缩；慢慢上升躯干并由鼻吸气，扩张上腹部；胸部保持直立不动，由口将气慢慢吹出。③胸部扩张运动：坐在椅上，将手掌放在左右两侧的最下肋骨上；吸气，扩张下肋骨，然后由

口吐气，收缩上胸部和下胸部。用手掌下压肋骨，可将肺底部的空气排出；重复以上动作10次。

（二）介绍用药方法及预防知识

指导家长给患儿增加营养，多进行户外活动，多晒太阳，增强体质，预防呼吸道感染；指导患儿及家长确认哮喘发作的诱因，避免接触可能的过敏源，去除各种诱发因素（如避免寒冷刺激、避免食入鱼虾等易致过敏的蛋白质等）。教会患儿及家长对病情进行监测，辨认哮喘发作的早期征象、发作表现及掌握适当的处理方法；教会患儿及家长选用长期预防与快速缓解的药物，正确、安全用药（特别是吸入技术），掌握不良反应的预防和处理对策；在适当时候及时就医，以控制哮喘严重发作。

哮喘对患者、患者家属及社会有很大的影响。但通过有效的哮喘防治教育与管理，建立医患之间的伙伴关系，可实现哮喘临床控制。哮喘防治教育是达到哮喘良好控制目标最基本的环节。

第三节　肺炎疾病患者的护理

一、保持呼吸道通畅

（1）保持室内空气新鲜，定时开窗通风，避免对流风。室温维持在18℃～22℃，湿度50%～60%。

（2）给予易消化、营养丰富的流质、半流质饮食，多饮水。少量多餐，避免过饱影响呼吸。喂哺时应耐心，哺母乳者应抱起喂，防止呛咳。重症患儿不能进食时，给予静脉输液，严格控制输液量及滴注速度，最好使用输液泵，保持均匀滴入。

（3）及时清除口、鼻分泌物，分泌物黏稠者应给予雾化吸入，分泌物过多，用吸引器吸痰。

（4）帮助患儿取合适的体位并经常更换，翻身拍背，促进痰液排出，防止坠积性肺炎。方法是五指并拢，稍向内合掌，由下向上、由外向内地轻拍背部。指导和鼓励患儿进行有效咳嗽。

（5）根据病情或病变部位进行辅助排痰。

（6）遵医嘱给予祛痰剂。

二、改善呼吸功能

（1）出现缺氧症状，如呼吸困难、口唇发绀、烦躁、面色灰白时应立即给氧。鼻导管给氧，氧流量为0.5~1.0 L/min，氧浓度不超过40%，氧气应湿化，以免损伤呼吸道黏膜。缺氧明显者可用面罩给氧，氧流量2~4 L/min，氧浓度50%~60%。若出现呼吸衰竭，使用人工呼吸器。

（2）保持病室环境安静、空气新鲜、温湿度适宜。做好呼吸道隔离，防止交叉感染，不同病原体引起的肺炎应分室收住。

（3）护理操作集中进行，以减少刺激，避免哭闹。

（4）遵医嘱使用抗生素治疗肺部炎症、改善通气，观察药物的疗效及不良反应。

三、监测

发热患儿注意监测体温，警惕高热惊厥的发生，并采取相应的降温措施。

四、健康指导

（一）住院指导

（1）促进痰液排出：教会患儿有效咳嗽的方法、正确的拍背排痰方法，勤换体位。

（2）喂养指导：鼓励患儿多饮水。小婴儿喂哺时需根据奶嘴的孔径大小与形状合理选择，避免流速过快而致呛咳，进食时需坐起、头部抬高或竖抱。

（二）出院指导

出院恢复期保持室内空气流通，避免去拥挤、通风不良、空气污浊、阳光不足、冷暖失调等环境，适时增减衣物，注意保暖。注意洗手，避免被动吸烟，易感人群在季节交换、作息环境改变时应做好防备工作，可给予主动与被动运动，增强体质。

（三）门诊指导

选择儿童呼吸专科医师（熟悉患者病史的医师更佳）诊治。告知患者用药的注意事项，按医嘱使用药物（不要随意更改使用时间、剂量与品种），定期健康检查，按时预防接种。

参 考 文 献

[1] 刘巍，王爱芬，吕海霞．临床妇产疾病诊治与护理[M]．汕头：汕头大学出版社，2021．

[2] 程蔚蔚，王丽华．子宫肌瘤[M]．2版．北京：中国医药科技出版社，2020．

[3] 刘庆芬，顾芬，顾纪芳．常见疾病预防护理知多少[M]．上海：上海交通大学出版社，2021．

[3] 赵文芳，田艳春，王照英，等．妇科常见病与产科并发症[M]．青岛：中国海洋大学出版社，2021．

[4] 王晓丽．实用临床妇科常见疾病诊疗[M]．北京：科学技术文献出版社，2020．

[5] 杨艳．临床常见妇科疾病诊断与治疗[M]．长春：吉林科学技术出版社，2020．

[6] 王显鹤．现代儿科疾病诊治与急症急救[M]．北京：中国纺织出版社，2020．

[7] 赵小然，代冰，陈继昌．儿科常见疾病临床处置[M]．北京：中国纺织出版社，2021．

[8] 夏慧敏，陈欣欣．儿外科常见疾病临床诊疗路径[M]．北京：人民卫生出版社，2021．

[9] 李庆丰，郑勤田．妇产科常见疾病临床诊疗路径[M]．北京：人民卫生出版社，2021．

[10] 袁洪，左笑丛，杨作成．儿科疾病处方速查[M]．北京：人民卫生出版社，2021．

[11] 罗天女．儿童血液肿瘤护理百问百答[M]．北京：学苑出版社，2021．

[12] 王敏，杨丽霞，牛宛柯．儿科常见病诊断与治疗[M]．广州：世界图书出版广东有限公司，2021．